您会急救吗？

知多少 科学急救

从突发急症、意外伤害，到灾害救治
从现场自救到互救，从院外到院内
为患者赢得宝贵的抢救时机

主编
侯黎莉　寿宇雁　胡 敏

U0270142

A

Scientific

Guideline

for

First-aid

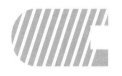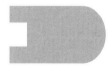

科 学 急 救
挽 救 生 命

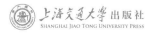
上海交通大学出版社
SHANGHAI JIAO TONG UNIVERSITY PRESS

内容提要

本书共分三篇,上篇为突发急症篇,中篇为意外伤害篇,下篇为灾害救治篇。全书对一些临床急症、人体意外伤害以及由突发自然灾害导致的人体伤害等进行了简明扼要的阐述,尤其侧重于对现场急救措施的阐述。通过阅读本书,可使普通读者能比较冷静地对突发急症及意外伤害进行初步处理,减少和延缓伤害的进一步发生,从而为其后的医院急救争取时间,提高患者或受伤害者的生存率。

图书在版编目(CIP)数据

科学急救知多少/侯黎莉,寿宇雁,胡敏主编. —
上海:上海交通大学出版社,2023.1
　　ISBN 978 - 7 - 313 - 24234 - 1

　　Ⅰ.①科…　Ⅱ.①侯…②寿…③胡…　Ⅲ.①急救—
基本知识　Ⅳ.①R459.7

中国版本图书馆 CIP 数据核字(2022)第 193121 号

科学急救知多少

KEXUE JIJIU ZHIDUOSHAO

主　　编：侯黎莉　寿宇雁　胡　敏

出版发行：上海交通大学出版社　　　　　地　　址：上海市番禺路 951 号
邮政编码：200030　　　　　　　　　　　电　　话：021 - 64071208
印　　制：上海景条印刷有限公司　　　　经　　销：全国新华书店
开　　本：880mm×1230mm　1/32　　　印　　张：5.875
字　　数：141 千字
版　　次：2023 年 1 月第 1 版　　　　　印　　次：2023 年 1 月第 1 次印刷
书　　号：ISBN 978 - 7 - 313 - 24234 - 1
定　　价：48.00 元

编　委　会

主　编：侯黎莉　寿宇雁　胡　敏

副主编：黄波黎　吴　薇　马　颖

编　委：郝桂华　张士莲　邓　丹　朱香香

　　　　　庄则华　程雪萍　吴春华

插　图：邓　丹　张士莲

前　言

随着时代发展和科学的进步，人们的生活方式、居住环境都发生了巨大的变化。全球经济一体化逐渐形成，国际交往也更加频繁，由此导致各种突发公共卫生事件频发，各种急危重症、意外伤害也时有发生，这些都严重威胁着人们的生命和健康。突发事件发生的时间、形式、后果等都没有规律可言，难以准确预测。突发事件一旦发生，在现场的人员往往都是公共场所的服务人员、警察、保安人员以及病员的亲属、同事等；因此，在事发现场利用自己掌握的急救知识、技能进行快速有效的现场救护，对减少灾害损失、维持患者生命，减少院前患者的伤残率和死亡率都具有非常重要的意义。

健康是人民幸福的根本，是社会良好发展的基础。当遭遇突发的危机事件时，应积极引导公众理性、从容地应对，充分发挥每个人都是自己健康第一责任人的作用，以最大限度减少灾害事件导致的人员伤亡及财产损失。近年来，我国在科学急救知识的普及方面做了大量卓有成效的工作。科学急救知识的普及可使公众得到及时、有效的现场自救和互救，为患者赢得宝贵的抢救时机，提高抢救成功率。在一些经济发达的国家和地区，公民的急救水平甚至是衡量城市生活水准和社会发展水平的标志之一。

本书在编写的过程中参考了《内科学》《外科学》《口腔颌面外科学》《急危重症护理学》《急诊专科护理》《实用急诊护理》等教材

以及大量的专家共识与指南，并结合了编者多年来的现场急救和临床实践经验。全书共分为三个部分，分别为突发急症篇、意外伤害篇和灾害救治篇。每个篇章都以精彩的案例导入，引出每个急救主题。每个急救主题以通俗易懂的语言从基本概念、临床表现、紧急处理及专业知识链接与拓展等方面进行阐述，所选内容科学实用、讲解深入浅出。同时，每个急救主题均配以卡通图片，以图文并茂、生动形象的形式为读者提供了场景式的阅读体验，从而进一步提高公众正确识别、判断及应对突发事件的技能。希望读者通过阅读本书，能对突发事件的科学急救知识有所了解，这不仅对你我，而且对身边的朋友和家人也是一种"隐形"的保护。

本书从筹划、编写、审校和出版的整个过程都倾注了临床护理专家及审稿专家的大量心血！感谢各位护理专家对急救护理专业工作的指导和帮助！由于编写时间仓促，本书还可能存在一些不足之处，敬请读者提出宝贵的意见和建议，以便我们后期再版时予以修订完善。

编 者

2022 年 9 月

目　录

上篇　突发急症篇

中篇 意外伤害篇

下篇 灾害救治篇

上篇

突发急症篇

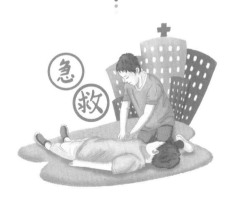

急救

一、"心胸开阔",高血压急症远离你

影响血压的因素有很多,高血压患者应当保持"开阔的心胸",避免情绪激动诱发高血压急症。

隔壁邻居老李,有高血压病史多年,常年服用降压药,血压控制良好。最近晚上睡眠不好,原本想午睡一会,结果又被楼上无休止的装修噪声吵得无法入睡。老李怒火中烧、满脸通红地想要冲上楼去理论,但他还未踏出房门,就突然自觉头痛剧烈伴恶心,同时呕吐出大量胃内容物。老伴在旁急得直跳脚,不知如何是好。

如果此时他老伴来求救该怎么办呢?

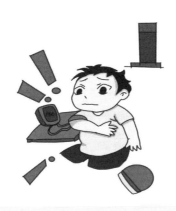

（一）什么是高血压急症

高血压急症是指原发性或继发性高血压患者，在某些诱因作用下，血压突然升高（一般超过 180/120 mmHg），同时伴有进行性心、脑、肾等靶器官功能不全的一系列临床表现，需要立即进行抢救的一种急症。高血压急症包括颅内出血、脑梗死、急性心力衰竭、急性冠状动脉综合征等。

（二）高血压急症的表现

剧烈头痛伴有恶心、呕吐；胸闷、胸痛、呼吸困难；视力障碍；晕厥、意识模糊，甚至死亡。

（三）高血压急症的紧急处理

（1）评估患者的脉搏、呼吸、瞳孔及意识情况，有条件者可测量血压。

（2）立即拨打 120 急救电话，等待救护人员到场。

（3）如患者已经意识不清，应该让患者保持侧卧位，头略后仰，以便呕吐物及时排出，避免引起窒息。对于发生急性心力衰竭的患者，也可采取坐位或半卧位。

（4）对于意识清醒的患者，可协助其服用家中原有的降压药物，并监测血压。

（5）有条件者可予以吸氧，如遇心跳、呼吸骤停，应立即行心肺复苏术。

（6）安抚、陪护患者，缓解患者的紧张、焦虑情绪。

🔗 知识链接

　　在救援人员到达前不要擅自口服或者舌下含服硝苯地平（心痛定）。因为高血压患者在服用后可能出现剧烈头痛、心动过速、低血压、晕倒等表现,甚至可诱发心绞痛、心肌梗死。由于心痛定作用时间短,剂量不易掌握,患者服用后血压不稳定,目前多数学者不主张使用。

一、「心胸开阔」，高血压急症远离你

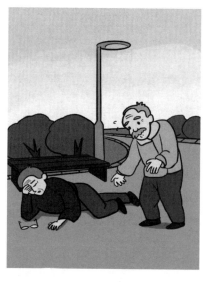

徐老伯平时身体还不错,但是他日常喜欢喝喝酒、抽抽烟,家人一直规劝他戒掉这些不良生活习惯,可是徐老伯不听,说"我天天运动,身体好着呢",依旧我行我素。寒冷的冬天来临了,天色未亮,徐老伯依然风雨无阻地来到街心公园,和老朋友们一起晨练,这是他退休生活的一部分,也是他一直坚持的运动方式,可是今天发生的事让他心有余悸。和往常一样,徐老伯要环绕公园慢跑,突然感觉一阵眩晕,单侧肢体无力,跌倒在地,老朋友们一拥而上,赶紧把徐老伯送进了医院急诊科,最终他被诊断为"急性脑梗死"。

（一）什么是急性脑梗死

急性脑梗死是指各种脑血管病变所致的脑部血液供应障碍，导致局部组织缺血、缺氧性坏死，而迅速出现相应神经功能缺损的一类临床综合征。脑梗死是卒中最常见的类型，占所有脑卒中的80%左右。

（二）急性脑梗死的诱因

（1）季节变化：主要是冷空气来临之时，有两个发病小高峰（分别为秋冬交替和冬春交替时节）。

（2）情绪波动：如激动、紧张、愤怒等激烈的情绪变化时。

（3）不良生活习惯：吸烟喝酒、久坐不动、暴饮暴食。

（三）急性脑梗死的先兆表现

（1）脸部、手臂或腿部麻木，尤其是身体单侧的麻木。

（2）说话困难或理解困难。

（3）不明原因的剧烈头痛，呈持续性。

（4）单眼或双眼视力出现问题，看不清物体。

（5）行走困难，原因不明的跌跤，头晕眼花，协调能力差或失去平衡。

（6）无疲倦、睡眠不足而出现的哈欠不断、嗜睡。

（7）精神改变：如性格改变。

（四）急性脑梗死的现场识别（FAST 评估）

F.面瘫，口角歪斜；

A.肢体无力；

S.言语不清；

T. 迅速求助,立即拨打 120 急救电话,明确告知患者的具体病情。把握最佳溶栓时间窗——发病后 3～4.5 小时。

说明:注意不要频繁搬动或摇晃患者。

(五)急性脑梗死的院内紧急救治

(1) 将患者安置在合适的体位:对于意识清醒者,可采用平卧位,同时将头肩部抬高 15°～30°;对于意识已经丧失者,可去枕平卧,同时头偏向一侧。

(2) 吸氧与呼吸支持:维持患者的血氧饱和度＞94%。

(3) 给予患者实时心电监护,完成心电图检查。

(4) 再灌注治疗:根据 CT 平扫以及发病时间,选择进行静脉溶栓或者机械取栓治疗。

知识链接

(1) 静脉溶栓:溶栓治疗是目前最重要的恢复血流措施。阿替普酶是首选溶栓药物,但有严格的治疗时间窗,从发病到溶栓时间应≤4.5 小时。

(2) 机械取栓:通过取栓、碎栓以及加强溶栓药物在栓子局部的渗透作用实现血管再通。对于存在静脉溶栓禁忌证或静脉溶栓无效的大动脉闭塞患者,在发病 8 小时内可行机械取栓治疗。

(六)急性脑梗死的预防措施

(1) 戒烟:主动戒烟,同时避免被动吸烟。

(2) 避免过量饮酒或酗酒:过量饮酒或酗酒会增加患脑卒中的风险,应戒酒或减少饮酒量。

（3）适当的体力活动：建议每周 3 次以上，每次至少 30 分钟的中等强度有氧运动，不提倡剧烈运动。

（4）三高人群：按时按量服药，控制好血糖、血压和血脂。

（5）抗血小板治疗：小剂量阿司匹林可明显减少脑梗死的发作。

三、"要炸开来"的头痛

2009 年国庆、中秋双节期间,某明星因脑动脉瘤破裂致脑出血紧急住院手术抢救,因救治及时转危为安,康复出院。人们在关注明星的同时,也更多关注起了"脑动脉瘤"这一疾病。

随着现代社会生活节奏的加快,人们的压力越来越大,脑血管疾病的发病率也越来越高。脑动脉瘤就是非常严重的疾病之一,随时有破裂的风险,一旦破裂会出现剧烈的头痛,如不及时救治,病死率非常高。

如果我们身边有这样一位发病者,我们能做些什么来挽救他的生命呢?

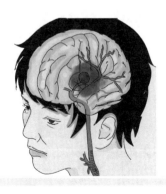

（一）什么是脑动脉瘤

· 脑动脉瘤多为发生在颅内动脉管壁上的异常膨出，是造成蛛网膜下腔出血的首位病因，在脑血管意外中，仅次于脑血栓和高血压脑出血，位居第三。本病好发年龄为 40～60 岁，女性多见，大部分发病原因与过度劳累、感染、损伤有关。

（二）脑动脉瘤破裂的表现

脑动脉瘤破裂出血，多表现为蛛网膜下腔出血，发病者可以出现未曾有过的突发剧烈的头痛，形象地说就是"头要炸开"，并伴有恶心呕吐、面色苍白、全身出冷汗，严重者可以出现意识障碍、昏迷等。如果不及时给予治疗，有可能会出现再次出血的情况，再次出血会引起脑疝导致患者死亡。

（三）脑动脉瘤破裂头痛时的紧急处理

（1）救助：立即拨打 120 急救电话，告知发病者的具体位置、病情和发病症状、目前状态等。

（2）安置体位：若患者意识清醒，协助其取舒适的半卧位。若患者处于昏迷状态，则取平卧位，将其头部偏向一侧。

（3）安抚：头痛剧烈时患者会出现过度紧张、恐慌、烦躁等，此时需给予患者安抚及保护措施，同时给予心理支持。

（4）处理：若患者出现呕吐，应立即将其头部偏向一侧，防止呕吐物被误吸入气管引起窒息。

（5）观察：在急救人员未到达之前，要随时观察患者意识、呼吸及瞳孔变化情况。

知识链接

　　脑动脉瘤治疗方案主要有：①非手术治疗；②手术治疗（开颅动脉瘤夹闭术）；③血管内栓塞治疗（DSA）。

（四）处理脑动脉瘤破裂头痛时的注意事项

　　（1）头痛发生时救助者应保持冷静，不要慌张，立即拨打120急救电话。

　　（2）将发病者就地安置，不要随意搬动。若患者意识清醒，协助取半卧位，加速脑部血液回流，减轻脑水肿，缓解头痛。若患者出现昏迷，则取平卧位，将其头部偏向一侧，避免呕吐物被误吸入气管引起窒息。

　　（3）救助者要注意观察，如患者出现心跳、呼吸骤停，在等待120救护车的同时应开展心肺复苏。

　　（4）120救护车到达后，在搬运患者的过程中，动作应尽可能轻、慢，以减轻患者的痛苦和对其脑部造成的损伤，以免引起二次出血。同时，在转运过程中要实施持续性的抢救，最大限度地保障其能够坚持到医院接受进一步的抢救。

四、学会低血糖的急救"招数"

　　王大妈患糖尿病多年,前不久因口服降糖药效果不佳,在医生的建议下改用胰岛素治疗,平日里自我监测三餐血糖,控制良好。近日天气炎热,她跳完广场舞回家后出现心慌、头晕、出汗等不适症状。

　　王大妈到底怎么了? 我们该如何帮助她呢?

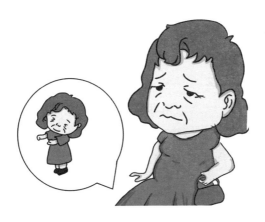

(一)什么是低血糖

成年人空腹血糖浓度低于 2.8 mmol/L,糖尿病患者血糖值≤3.9 mmol/L,即可诊断为低血糖。

(二)低血糖的临床表现

心悸、饥饿感、头晕、眼花、出冷汗、面色苍白、意识模糊、四肢颤抖、认知障碍、语言困难,重者甚至抽搐昏迷。

> 🕸️ **知识链接**
>
> 低血糖的表现无特异性。早期可能会表现出焦虑、乏力、震颤、出汗、心悸等症状,重症者可导致神志改变,甚至死亡。需要尽早发现,及时处理。

(三)低血糖的紧急处理

(1)如果症状严重,立即拨打 120 急救电话。

(2)评估患者意识状态。意识较清醒者,安排患者坐下或卧床休息;意识不清者,就地抢救。

(3)尽快补充糖分,意识清楚的患者可以饮用果汁、蔗糖水或葡萄糖溶液,进食糖果或其他食物,或咀嚼葡萄糖片。

(四)低血糖急救注意事项

(1)自我识别低血糖最重要,尤其是糖尿病患者。1 型糖尿病患者病程超过 20 年后,有 50% 的患者可以出现无意识的低血糖。当发生低血糖时会出现典型症状,要学会判断,避免晕倒后发生二次伤害。

（2）意识障碍者给予 50% 葡萄糖注射液 50～100 ml 静脉推注，忌经口喂食，因其可引起患者窒息而死亡。

（3）陪护、安抚患者，缓解其紧张情绪，等待救护人员到来。

五、经常熬夜，小心"心梗"找上门

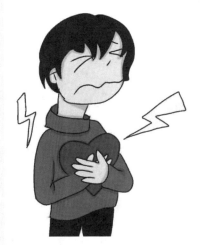

　　近年来，由急性心肌梗死导致的猝死事件时有发生，且呈年轻化趋势。熬夜、嗜烟、酗酒是发生冠状动脉痉挛的诱因，严重的冠状动脉痉挛会引起血流中断，导致心肌梗死的发生。

　　19岁的小韩和父母吵架，离家出走后"驻扎"在网吧，心情烦闷的小韩一边抽烟、一边喝闷酒，在游戏世界里尽情宣泄着自己的情绪。但渐渐地，小韩发现屏幕上的人物变得模糊，胸口一阵阵发闷、发紧，出冷汗。旁边的人手足无措，不知该如何是好。随后，他被人送到医院急诊，诊断为急性心肌梗死。

　　当我们遇到突发的急性心肌梗死时，该如何争分夺秒地进行院前急救呢？

（一）什么是急性心肌梗死

急性心肌梗死是在冠状动脉病变的基础上，发生冠状动脉血供急剧减少或中断，使相应的心肌严重而持久地缺血所致部分心肌急性坏死，导致心脏功能受损的一种可能危及生命的急性病症。

（二）急性心肌梗死的临床表现

（1）胸部不适，可能持续数分钟以上或消失后又反复出现；可能有挤压、饱胀、压力或疼痛感。

（2）上半身疼痛或不适，包括手臂、左肩、背部、颈部、下颌或胸骨以下部位。

（3）呼吸困难或呼吸短促，伴有或不伴有胸痛。

（4）出汗或出"冷汗"。

（5）消化不良、胃灼热感、恶心或呕吐。

（6）头晕、头昏、极度虚弱。

（7）心率加快或呈不规则心律。

> 🖊 知识链接
>
> 　　急性心肌梗死可出现反映心肌急性缺血、损伤和坏死的一系列特征性心电图改变以及血清标志物的升高和心肌结构蛋白的变化，并可出现多种心律失常、心源性休克或心力衰竭。

（三）急性心肌梗死的紧急处理

（1）听取患者的主诉，评估患者胸痛的部位和性质。

（2）使患者保持情绪稳定，安静休息，采取半卧位，解开其衣领和腰带。

（3）立即拨打 120 急救电话，请求有除颤设备的救护车前来，同时密切观察患者的神志、呼吸、脉搏情况，如有心跳、呼吸骤停应立即行心肺复苏。

（4）协助患者紧急用药，如果是没有阿司匹林过敏或出血史的患者，应即刻咀嚼 300 mg 阿司匹林或者 300 mg 硫酸氢氯吡格雷片（波立维）。

（5）当患者疼痛无法忍受时，可以舌下含服硝酸甘油。含硝酸甘油前最好测量血压，如果没有低血压，首次舌下含服 5 mg，如果 5 分钟后还没有起效，可以每隔 5 分钟再次含服。如果超过 20 分钟以上胸痛仍不缓解，或缓解不明显，说明硝酸甘油无效，应高度怀疑是心肌梗死，需要立即去医院行急诊治疗。

（四）急性心肌梗死的救治注意事项

（1）患者急性心肌梗死发生 24 小时内最容易发生致命性心律失常，心室颤动（室颤）是急性心肌梗死早期，特别是入院前的主要死因。因此一定要尽早拨打 120 急救电话，救护人员一到达即刻实施救治。

（2）如果胸痛程度不剧烈，可以忍受，可自行去医院急诊科就诊，家属需要全程陪同。千万不能步行前往，一定要平躺在车后的座位上。无特别情况，请不要自己开车去医院。

（3）患者情绪应保持稳定，避免因再次受到刺激而加重病情。

（4）可选择最近的、有胸痛救治资质的医院进行救治。

六、突发"羊角风",合理救治很重要

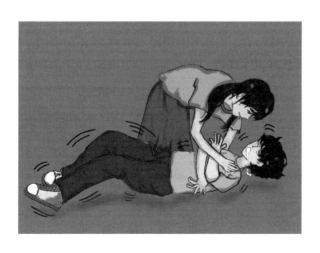

曾被"羊角风"纠缠的最有影响力的历史名人有科学家牛顿、画家梵高、军事家拿破仑等。"羊角风"在当时一度被人们称为"倒下的疾病"。顾名思义,当癫痫患者突然发病时,他们会突然倒地,全身痉挛、双眼球上翻、牙关紧闭、口吐白沫、面色青紫,甚至大小便失禁。

碰到这样的患者该如何进行初步判断和救治呢?

（一）什么是癫痫

癫痫俗称"羊癫疯""羊角风"，是一组由脑部神经元异常过度放电所引起的以突然、短暂、反复发作的中枢神经系统功能失常为特征的临床综合征。癫痫的诱因有很多，主要包括遗传、脑外伤、肿瘤及多种病因引起的慢性脑部疾病。

（二）癫痫发作的临床表现

表现为意识丧失、跌倒；全身骨骼肌持续性收缩，眼睑上牵，眼球上翻或凝视，口强张随后猛烈闭合，可咬伤舌头，患者发出尖叫声，口吐白沫，颈部和躯干先屈曲后反张；呈现强直-阵挛性发作。

> **知识链接**
>
> 癫痫发作的表现多种多样，感觉、运动、自主神经以及意识、情感、记忆、认知及行为等均可出现障碍。平时所说的癫痫大多指的是全身强直-阵挛性发作。

（三）癫痫发作的紧急处理

（1）评估患者情况，如有倒地后出现全身抽搐、双眼凝视、口吐白沫、四肢僵硬，可初步判断为癫痫发作。

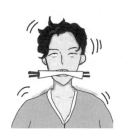

（2）保持呼吸道通畅，避免分泌物及呕吐物被误吸入呼吸道，立即使患者平卧，头偏一侧略后仰，解开其衣领和裤带，有义齿者应及时取出。

（3）防止舌咬伤，可将手帕卷起或用一

双筷子缠上纱布顺势横塞入患者上下牙之间,不可强行撬开。

（4）抽搐时,不要随意搬动或强行按压患者以制约患者抽搐,在患者身体附近做好软性保护,移开周围的危险物品（如眼镜、开水、火源、尖锐物等）。

（5）如果患者抽搐时间过长（超过 5 分钟）,应立即拨打 120 急救电话,寻求专业医疗机构的救治。

（四）癫痫发作时的救治注意事项

（1）癫痫发作时,应迅速让患者取平卧位,解开患者身上约束的衣物等,如衣领、腰带及紧绷的衣物等,且移开易造成伤害的物品,防止患者发生意外。及时擦去呕吐物和分泌物,注意维护患者的尊严。

（2）有些家属担心患者发作时咬舌,情急之下将自己的手指放入患者的牙齿之间,这种做法是绝对不可取的,将给家属造成不必要的伤害。

（3）当患者肢体抽搐时,应任其抽搐,不要去掐人中,掐人中除了增加患者的痛苦外并无益处。不要强行约束患者,避免强力按压和制动,以防关节脱臼及骨折等。

（4）对已摔倒在地的患者,应检查有无外伤,如有外伤应根据具体情况进行处理。

七、一粒"小石头"，撂倒男子汉

人体里流的是血，人身上长的是肉，可偏偏有些对方还会长些小石头，这些长在身体里的大大小小的石头虽然不是啥"绝症"，但是带来的痛苦却一点也不少。

张先生平时工作很忙，常常一工作就是 10 多个小时，不喝水也不上厕所。尽管 10 年前他就查出患有右肾结石，但这些年来没有尿痛、血尿等症状，便没有当回事。这天，他突然感觉右腰部剧烈绞痛，坐立难安。于是，在家人的搀扶下，脸色煞白的张先生打车到医院急诊。结果被诊断为输尿管结石并发肾绞痛。谁想到就是一颗小小的结石堵住了输尿管上段，从而引发了肾绞痛。

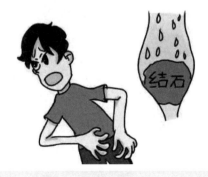

（一）什么是肾绞痛

肾绞痛主要由肾结石和输尿管结石引起。结石成分主要是碳酸钙、磷酸钙、草酸钙、尿酸等。

（二）肾绞痛的识别

肾绞痛表现为腰部、上腹部突然发生的严重疼痛。从腰部开始沿输尿管向下放射至膀胱。疼痛呈阵发性，一般持续数分钟，亦可长达数小时。同时伴有恶心、呕吐、肉眼或镜下血尿。疼痛最明显的地方往往就是梗阻发生的部位。

（三）肾绞痛的治疗

（1）药物治疗：止痛，解痉，药物排石。

（2）手术治疗：可以通过传统手术将结石取出，也可以行体外超声波碎石术。近年来，由于医疗技术的进步，临床上已广泛开展微创手术，如经皮顺行输尿管镜取石术、经皮肾镜取石术、软性输尿管肾镜取石术、腹腔镜输尿管取石术，以及机器人开放手术等。

（四）肾绞痛的紧急处理

（1）既往有肾结石病史者，用湿热毛巾热敷绞痛一侧腰部，可减轻疼痛，但温度不可过高，以免烫伤皮肤。也可以做些跳绳运动，通过上下频繁的震动使嵌顿的石头松动，沿着输尿管排出体外。

（2）既往无肾结石病史者，不可随意服用止痛药，以免掩盖病情。

（3）多喝温开水。

（4）立即自行就医，疼痛严重者可拨打 120 急救电话求助。

知识链接

哪些情况需要及时就医？

（1）出现持续性肾绞痛、血尿症状。

（2）尿量明显减少，甚至一天尿量小于 100 ml。

（3）出现发热、寒战。

（五）肾绞痛的救治注意事项

（1）经过紧急处理后不适反应仍较为强烈，必须及时送往医院进行诊治。

（2）在到达医院前，尽量避免排尿，以免入院后检查尿液时无尿。

（3）有心脏病史的患者在肾绞痛发作时，应注意观察其呼吸、胸闷的情况，提防心肌梗死的发生。

（六）肾绞痛的日常预防

（1）改变不良饮食习惯。通过食物补钙，如食用牛奶、酸奶、鱼虾、豆制品等，不要通过服用钙剂来补充钙。

（2）烹饪含草酸成分多的蔬菜如菠菜、竹笋等时，可以先焯水去掉部分草酸。

（3）勤喝水，不要等口干时再饮水。建议喝清水，忌用碳酸饮料、咖啡、浓茶代替清水。

（4）多活动，在病情允许的条件下，适当做跳跃或其他体育运动，以促进结石的排出。

不痛不代表没有危险。肾结石会带来疼痛,但如果不再疼痛,是否表示危险已经解除、可以高枕无忧了呢?

不痛在表面上看好像症状已经解除了,一切恢复正常,但在医生看来却可能潜藏着危险。有些结石可能是沉默的肾脏杀手。那些造成肾绞痛的结石,虽然看起来很凶,但它们能够很快引起我们的注意并加以防范,因此,危害性反而不大。但有些没有导致临床症状的结石,可悄悄堵塞输尿管、肾集合系统,造成水位上涨而压迫肾脏,这种缓慢的病理变化有时很难引起身体的警觉,最终可造成肾脏的萎缩,危害很大。因此,建议有泌尿系统结石的患者,一定要去医院进行系统的检查,切莫以为没有症状就万事大吉了。

八、气胸是气出来的吗

患者李先生，35 岁，近日感到胸前有点隐痛，但未予重视。即日上午与办公室同事大吵一架，随后不久感到胸痛加重、出气不顺，被同事送到医院急诊，摄胸片发现左肺被压缩 40%，诊断为自发性气胸。

当遇到此类的自发性气胸时，我们该如何进行现场急救呢？

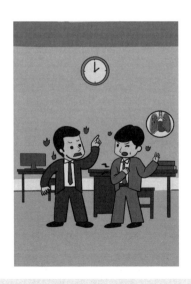

（一）什么是自发性气胸

自发性气胸是指无创伤及医源性损伤而自行发生的气胸。

本病好发于瘦长体型男性青壮年；可能与吸烟、身高和气道炎症有关；有基础肺部病变者：由于病变引起细支气管不完全阻塞，形成肺大疱破裂而发生气胸。

> 🔗 **知识链接**
>
> 诱发气胸的因素为剧烈运动、咳嗽、提重物或高举上臂、举重运动、用力解大便和钝器伤等。当剧烈咳嗽或用力解大便时，肺泡内压力升高，致使原有病损或缺陷的肺组织破裂引起气胸。

（二）自发性气胸的临床表现

（1）疼痛：大多数患者在正常活动或安静休息时发生，突感一侧胸痛，呈针刺样或刀割样，持续时间短暂。

（2）胸闷和呼吸困难：系气体刺激胸膜所致，可伴有刺激性咳嗽。胸膜腔内积气量大时，会出现脉搏细速、皮肤湿冷、口唇黏膜发绀、呼吸困难。

（三）自发性气胸的紧急处理

（1）患者一旦出现胸痛、胸闷、呼吸困难等症状，应立即就医；严重者立即拨打120急救电话，等待救护人员到场。

（2）自发性气胸的患者由于疼痛、缺氧等，容易产生焦虑、紧张心理，家人及同事等应尽量陪伴在患者身边，尤其是在严重呼吸困难期间，允许患者提问和表达焦虑、紧张情绪，给予充分的心理支持,尽量使患者保持情绪稳定。

(3) 卧床休息,取半卧位,避免用力咳嗽,以免胸膜破裂口增大或已闭合之裂口再裂开,保持大便通畅。

(4) 有条件者给予吸氧,同时保持室内空气流通,有利于患者呼吸。

(5) 进行胸片或 CT 检查,如积气量较少,可进行保守治疗或行胸腔穿刺;如积气量较大,可进行胸腔闭式引流;如病情严重,应立即采取急救措施。

(四) 自发性气胸的预防

(1) 注意保暖,避免受凉感冒,防止发生肺部感染而使病情恶化。同时戒烟,并尽量少去公共场所。

(2) 避免再次情绪激动,使病情加重。

(3) 积极治疗肺部原发疾病如慢性阻塞性肺疾病、肺结核、肺癌等。

(4) 避免一切增加腹腔内压力的活动,如屏气、咳嗽、用力等。保持排便通畅,若两天以上未解大便,应采取有效措施。

(5) 气胸患者在患病期间应绝对卧床休息,待气胸痊愈后,可逐步通过深呼吸以及慢跑的方式来锻炼身体,以促进肺活量的提升。1 个月内应避免剧烈运动,也不可抬举重物。

(6) 气胸患者在患病期间禁止乘坐飞机,因为在高空中可加重病情,待肺完全复张一周后方可乘坐飞机。

九、急性腹痛不能忍

日常生活中，说到腹痛这个问题，想必大家都经历过。有些朋友认为腹痛忍一忍就过去了，但是有时半夜疼起来让人无法入眠。腹痛时有些人会出现头晕、恶心、呕吐，有些人会伴有发热，有些人会感觉腹部胀痛，还有些人腹部绞痛只能蜷缩身体来缓解疼痛。遇到腹痛，我们应该如何正确处理呢？

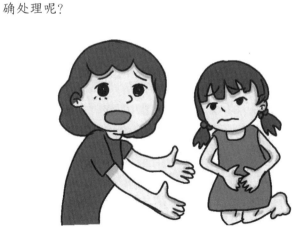

（一）什么是急性腹痛

急性腹痛是临床常见症状，腹痛多由腹腔内组织或邻近器官受到某种强烈刺激或损伤所致，同时伴有全身反应的临床综合征。腹痛是一种主观感受，它不仅受病变情况和刺激程度影响，而且受神经和心理等因素的影响。出现腹痛的原因较多，致病因素复杂。有些腹痛如果诊断不及时或处理不当将产生严重后果，甚至可能危及生命，因此对突然发生的腹痛千万不可掉以轻心。

（二）急性腹痛的临床表现

急性腹痛的临床表现有：腹部疼痛、发热、黄疸、血尿、排尿困难、排便次数增多、里急后重、恶心、呕吐、腹泻等。

急性腹痛的特点是发病急、病情重、进展快、变化多。急性腹痛病因有穿孔、梗阻、炎症感染、出血、腹主动脉瘤破裂、缺血性等多种因素，包含了外科、内科、妇科以及其他科的疾病。

（1）急性腹膜炎：最常由胃、肠穿孔所引起，腹痛有下列特点：①疼痛最早发生的部位一般是病变的部位，但很快可蔓延至全腹；②全腹有明显的压痛、反跳痛与肌紧张；③腹痛常因加压、改变体位、咳嗽或喷嚏而加剧；④肠鸣音可减弱或消失。

（2）炎症性或出血性疾病如急性胆囊炎、急性胰腺炎、肝脾破裂出血等会出现持续性钝痛或隐痛；同时伴有牵涉痛或放射痛。例如：胆囊炎伴有右肩或右腰背部的放射痛；急性胰腺炎伴有右侧腰背部疼痛。

（3）空腔脏器梗阻或扩张：腹痛常为阵发性绞痛，疼痛通常比较剧烈，如肠梗阻、胆道蛔虫病、泌尿系统结石梗阻、胆石症与胆绞痛发作等。

（4）脏器扭转或破裂：腹内有蒂器官（卵巢、胆囊、肠系膜、大网膜等）急性扭转时可引起剧烈的绞痛或持续性痛。急性内脏破裂如肝破裂、脾破裂、异位妊娠破裂，疼痛急剧并有内出血病征。

（5）中毒与代谢障碍，如铅中毒绞痛、急性血卟啉病、糖尿病酮中毒等，常有下列特点：①腹痛剧烈而无明确定位；②腹痛剧烈，与轻微的腹部体征对比明显；③有原发病临床表现与实验室检查特点。

（6）胸腔疾病的牵涉痛：如肺炎、肺梗死、急性心肌梗死、急性心包炎、食管裂孔疝等，疼痛可向腹部放射，类似急腹症。

（7）神经官能症性腹痛：患者往往有神经系统方面的症状，在胃肠道方面可有腹痛、腹泻、反胃、恶心、呕吐等表现。

（三）急性腹痛的紧急处理

（1）判断：根据腹痛部位判断腹痛的病因。腹痛可以划分成内脏性腹痛、躯体性腹痛、牵涉性腹痛等种类，大部分腹痛都同内脏痛紧密相关，呈阵发性疼痛或绞痛，多由肠道、胆管等空腔脏器平滑肌发生痉挛所引发。连续性腹痛主要由腹内急性感染、穿孔所引发。刺痛是浆膜摩擦所引发，如肝脾四周发生炎症；绞痛主要是由卵巢囊肿、肠扭转所引发；钝痛是因为空腔脏器发生慢性梗阻、实质性脏器被膜受压迫所致。

（2）观察：疼痛的性质、部位、持续时间，患者的面色、神志，如有恶心呕吐，可将衣领解开，侧卧，头偏向一侧，保持呼吸道通畅。

（3）询问：了解患者病情及既往史，根据病情的现状给予急救措施，如热敷、协助服药、陪护就医等。

（4）救助：如果患者出现腹痛加剧、持续时间长、烦躁不安、精神紧张、面色及皮肤苍白、心跳加快、呼吸加快、出冷汗等征象时，应立即拨打 120 急救电话。

内脏器官疾病时牵涉性痛区

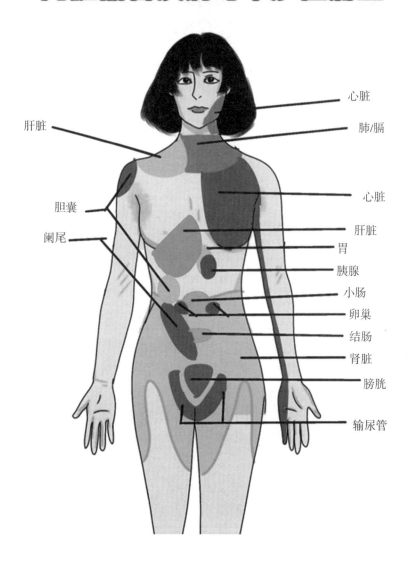

心脏

肺/膈

心脏

肝脏

肝脏

胃

胆囊

胰腺

阑尾

小肠

卵巢

结肠

肾脏

膀胱

输尿管

　急性腹痛的治疗原则是"先救命后治疗"。①最危急的情况优先处理,发生心搏骤停时心肺复苏是第一位的任务,其中解除气道梗阻是首要环节。②迅速控制明显的外出血,尽快恢复循环血容量,控制休克。③对于已确诊或高度怀疑腹腔内脏器损伤者的处理原则是做好紧急术前准备,力争早期手术。

(四) 急性腹痛急救的注意事项

　(1) 急性腹痛者,在未明确诊断前,不能给予强效镇痛药,以免掩盖病情或贻误诊断。只有当诊断初步确认后,才能遵医嘱应用镇痛药或解痉药,缓解患者的痛苦。

　(2) 未明确腹痛病因前,应嘱患者禁食、禁水。

　(3) 育龄期妇女发生急性腹痛者,尤其是中、下腹部剧痛,有阴道出血时,应先询问停经史,尽可能送往有盆腔 B 超检查的医院就诊,以明确有无宫外孕、卵巢囊肿蒂扭转等疾病。

　(4) 急性腹痛时需严密观察病情变化,如果患者出现神志模糊、体温升高、心率增快、呼吸急促、腹痛加重,疑似可能发生内脏出血、肠坏死、空腔脏器穿孔或弥漫性腹膜炎时,则应立即拨打120 急救电话,尽快转入医院行急诊治疗。

十、宫外孕该如何处理

　　急诊室门口冲进来两个人，一对年轻的夫妇，只听青年男子边走边叫"医生，医生，我老婆肚子痛，吃完饭又吐又拉，快！快！找内科医生，帮我们看看"。预检护士连忙走到男子面前，看到他妻子捂着肚子，特别询问了末次月经的时间及月经情况，就立即打电话让妇科医生下来诊治。青年男子在一边大叫"我老婆吃坏肚子，你问月经干什么？为什么叫妇科医生呀？"还想争吵，一旁的妻子一把拉住他，"到了医院你就听医生、护士的，他们是专业的"。妇科医生到场，进行了一系列的检查后，诊断为"宫外孕"，青年夫妇傻眼了，这到底是怎么回事呢！

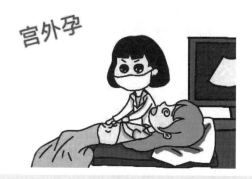

(一) 什么是宫外孕

宫外孕是一个通俗的称呼,在医学术语上称之为"异位妊娠"。正常情况下,受精卵由输卵管迁移到子宫腔内安家并慢慢发育,但若在迁移过程中出现了意外,在宫腔以外的地方停留下来,那么就有可能出现异常部位的妊娠,其中最为常见的是输卵管,占宫外孕的95%以上。

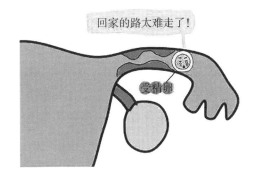

回家的路太难走了!

受精卵

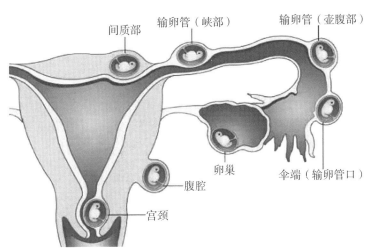

间质部　输卵管(峡部)　输卵管(壶腹部)

卵巢　伞端(输卵管口)

腹腔

宫颈

（二）如何早期识别宫外孕

要早期识别宫外孕,需要了解其三大症状,即停经、阴道流血、腹痛。通常情况下,医生需要通过妇科检查、血 β－hCG、超声、穿刺等方法来进行综合判断和诊断。

（1）停经:有时候可没有明确的停经史,仅表现为月经淋漓不净。

（2）腹痛:一侧下腹部隐痛或胀痛,一旦破裂出血可突感下腹一侧撕裂样疼痛,并伴有恶心、呕吐,有时还伴有肛门坠胀感。

（3）阴道出血:不规则出血,点滴状,色暗红或深褐色,量少,明显少于正常月经量。

因此,如果育龄女性有停经史,同时出现了不规则阴道流血或下腹疼痛,一定要警惕宫外孕的可能,应及时到医院就诊。不要认为是急性胃肠炎自行观察或者服药,也不要因为无人陪伴就医而等待,有可能会危及生命。

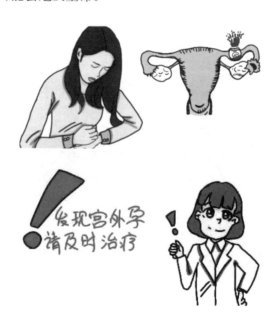

宫外孕是妇科一种非常危险的急腹症，必须高度重视，严重者由于腹腔内急性出血，可引起血容量减少及剧烈腹痛，出现晕厥、休克。

（三）如何预防宫外孕的发生

宫外孕的危害很大，因此，在怀孕前需做好准备，对于预防宫外孕有一定的帮助。女性朋友可以从以下这几点做起：

（1）有些妇女属于宫外孕的高危人群，应提高警惕，包括有附件炎、盆腔炎病史者，有输卵管手术史者，不孕症患者及曾有宫外孕史者。

（2）养成良好的生活习惯，饮食要营养均衡，注意休息，少熬夜，不抽烟，不喝酒。

（3）性行为前准备充分，尽量不使用紧急避孕药，避免人工流产。

（4）注意经期、产期和产褥期的卫生，预防感染，如有生殖系统疾病炎症应及时彻底治疗，免除后患。

（四）宫外孕破裂出血的家庭急救处理

（1）判断：询问停经史及有无早孕反应，或有一侧下腹部隐痛，或阴道淋漓出血。

（2）观察：突发的下腹剧痛，肛门下坠感，面色苍白，四肢厥冷，或冷汗淋漓。

（3）体位：取平卧位，减少体位变动，并注意保暖。

（4）救助：现场人员应立即拨打 120 急救电话。

> 🕮 **知识链接**
>
> （1）手术治疗。宫外孕破裂者首选手术治疗。目前，腹

腔镜微创手术是主要的手术方法,也是诊断的"金标准"。

(2)非手术治疗。①药物治疗:多使用甲氨蝶呤行杀胚治疗。②期待疗法:就是等待,在生命体征平稳,而且血β-hCG持续下降的情况下,可以选择保守观察。在保守治疗期间,需要密切观察患者的情况,定期复查血β-hCG,直到2次检查均正常为止。当然,在观察过程中,病情也有可能会发生反复,最后还是需要选择手术治疗。

(五)宫外孕处理时的注意事项

(1)育龄期妇女发生急性腹痛者,尤其是中、下腹部剧痛,有阴道出血时,应先询问停经史,尽可能送往有盆腔B超检查的医院就诊,以明确有无宫外孕。

(2)育龄期腹痛,在没有明确病因前严禁热敷及使用止痛剂,以免掩盖病情。

(3)发病者应卧床,保持情绪稳定,勿搬动及按压下腹部。

(4)陪同人员在拨打120急救电话的同时做好心理安慰,减轻患者的紧张、焦虑等不良情绪。

十一、心肺复苏，关键时刻能救命

　　中国每年约有 55 万人发生心脏性猝死，数量位居全球之首，而院外抢救成功率仅有 1%，远远低于发达国家。心搏骤停是导致猝死的主要原因。心搏骤停后，时间就是生命！心搏骤停 4 分钟后，脑组织将发生损伤。对于普通人来说，如果遇到这种情况，千万不要仅寄希望于救护车赶紧到来，不能打完急救电话之后就只会焦急等待，一定要紧急行动起来。

　　记住：黄金 4 分钟，越早抢救，成功率越高。

　　人人学急救，急救为人人。关键时刻，懂急救、会急救，真的非常重要！

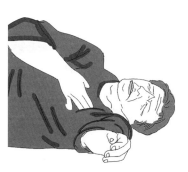

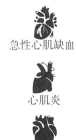

急性心肌缺血

心肌炎

肺心病

（一）什么是心搏骤停

心搏骤停是指心脏的射血功能突然停止，血液不再被输送到身体的各个器官，重要器官（如脑）严重缺血、缺氧，最终可导致生命终止。这种出乎意料的突然死亡，医学上又称为猝死。临床可表现为意识丧失、呼吸停止、大动脉搏动与心音消失、脉搏消失等。

（二）心搏骤停的危害

出现心搏骤停，如不及时恢复心搏，在完全缺氧的状态下，大脑 4～6 分钟就会出现损伤。实践证明，在患者发生心搏骤停后的 4 分钟内对其进行心肺复苏的有效抢救，是挽救生命的黄金时间，发病者的生存率可高达 50%～75%；如不及时进行抢救，每延迟 1 分钟，患者的生存率就下降 7%～10%，8～10 分钟后大脑的损伤将变得完全不可逆。

（三）什么是心肺复苏

心肺复苏是指针对各种原因导致的患者呼吸及心搏骤停时，合并使用人工呼吸及胸外心脏按压使其恢复基础生命体征的一项急救技术。

（四）心搏骤停的施救步骤

（1）当发现患者突然倒地时，应快速评估周围环境是否安全，做好自我防护。

（2）尽快判断倒地者的意识情况，轻拍双肩，在耳边大声呼喊。

（3）如患者无反应，立即为其取仰卧位，用 5～10 秒观察胸廓是否有起伏，专业人士可触摸颈动脉，看看有无搏动，如果呼喊没有反应、意识丧失、无呼吸或呼吸不正常（如呈叹息样呼吸）就可以判断为心搏骤停，应立即进行心肺复苏。

（4）寻求周围人帮助拨打 120 急救电话和尽快获取就近的自动体外除颤器（AED）。

（5）松解患者的衣领和腰带，暴露胸腹部。

（6）实施胸外按压和人工呼吸。

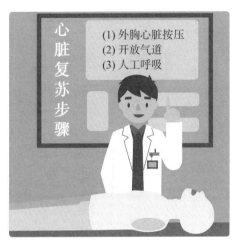

按压部位：两乳头连线中点处（胸骨中下段）

（五）救命神器——自动体外除颤器（AED)的使用

（1）打开 AED，按照语音提示进行操作（有些型号需要先按下电源按钮）。

（2）根据电极片上的提示，将电极片分别贴在患者胸部右上方和左乳头外侧。

（3）示意周围人不要接触患者，等待 AED 分析心律以确保是否需要电击除颤。当 AED 提示需要除颤时，再次提醒周围人远离，等待 AED 充好电，按下"电击"按钮。

正确流程

1. 使患者仰卧在坚固的平面上

清除患者口中的
异物和分泌物

若有义齿松动
也要取下

找到患者两乳头连线的中间点

用一只手掌根部放在中间点的胸骨上，另
一只手平行重叠压在手背上

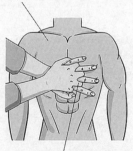

保证手掌根部横轴与胸骨长轴方向一致，
以手掌根部为着力点，保证手掌用力在胸
骨上，而非剑突上

2. 胸外按压

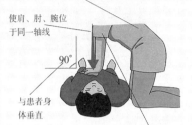

施救者身体稍前倾

使肩、肘、腕位于同一轴线

90°

与患者身体垂直

按压时肘关节伸直，依靠上身重力垂直向下按压

每次按压后让胸廓完全回弹，放松时双手不要离开胸壁，按压和放松的时间大致相等
<u>按压频率为100~120次/分钟</u>

成人

儿童

3. 开放气道

另一手的示、中两指抬起下颌，使下颌尖、耳垂的连线与地面呈垂直状态，以通畅气道

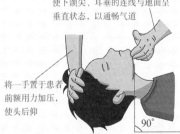

将一手置于患者前额用力加压，使头后仰

90°

保持呼吸道通畅是成功复苏的重要一步。行30次胸外按压后，要为患者<u>开放气道</u>
若患者没有颈部创伤，可采用<u>"仰头抬颏法"</u>开放气道

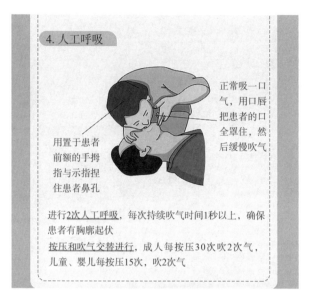

4. 人工呼吸

用置于患者前额的手拇指与示指捏住患者鼻孔

正常吸一口气，用口唇把患者的口全罩住，然后缓慢吹气

进行<u>2次人工呼吸</u>，每次持续吹气时间1秒以上，确保患者有胸廓起伏

<u>按压和吹气交替进行</u>，成人每按压30次吹2次气，儿童、婴儿每按压15次，吹2次气

（4）除颤后不要去除电极片，如果患者没有恢复意识和呼吸，还要以 30 : 2 的比例进行胸外按压和人工呼吸，AED 会持续检测。

（5）2 分钟后 AED 会再次自动分析心律，AED 分析心律时示意周围人不要接触患者，再次根据语音提示操作，直到患者恢复心搏和自主呼吸或专业救援人员到达现场为止。

（6）如果患者心搏和自主呼吸恢复，将患者改为稳定侧卧位，随时观察生命体征，等待专业急救人员到来。

知识链接

在 1 分钟内实施心肺复苏，3～5 分钟内进行 AED 除颤，可使心搏骤停患者存活率达到 50%～75%。早期对院外心搏骤停患者进行除颤，将大大提高患者的存活率。

（六）心肺复苏和使用 AED 的注意事项

（1）并不是所有晕倒者都需要实施心肺复苏，如晕厥、癫痫、昏迷等，以上患者虽然意识丧失，但呼吸仍然存在，不是心搏骤停，不需要实施心肺复苏。

（2）在胸外按压时，让周围的人尽快取来 AED（可以微信搜索"救命地图""AED 地图"定位到就近的 AED）。施救者要持续进行胸外按压，AED 一旦取来，另一人打开 AED 电源，按照 AED 语音提示贴好电极片，根据语音提示进行操作。

（3）胸外按压时，双臂肘关节不能弯曲，一定要垂直向下。每次按压后，手掌根不能离开胸壁。当胸廓回弹时，不要有任何力量施加在胸廓上，以保证胸廓充分扩张。

（4）最新的心肺复苏指南建议，对于受过训练的专业人士，提倡口对口人工呼吸，可进一步提高心肺复苏质量和成功率；对非专业人士，持续胸外按压即可，无须做口对口人工呼吸。

（5）心肺复苏要持续进行，尽量不要中断，中断时间不能超过10 秒。越早按压、越少中断、越早电击，心肺复苏成功率越高。

（6）胸外按压频率至少 100 次/分，按压深度至少 5 厘米，这样可以有效保障脑部供血和减少重要脏器损伤，减少并发症。

（7）如果患者的胸部皮肤潮湿，在粘贴 AED 电极片之前需要迅速擦拭胸部。

（8）若只有单人施救，建议打开手机免提功能，一边行胸外按压，一边和 120 急救电话沟通。

十二、耳石症你了解多少

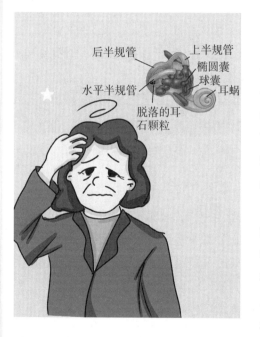

凌晨 3 点，王阿婆夜里起来小便，突然感觉非常严重的头晕，赶紧躺下，躺下的时候再次出现了严重的头晕，接着就发生了呕吐，并且不能动，一动就要吐，以往从来没有过这种情况。王阿婆以往有高血压和脑梗死病史，这可急坏了王阿婆的老伴，老伴把所有子女的电话打了一遍，十来口人全部聚到了医院，医院值班医生检查后，让王阿婆翻了个身，王阿婆不晕了，这到底是怎么回事呢？

(一) 什么是耳石症

耳石症又称为良性阵发性位置性眩晕,是指头部迅速运动至某一特定头位时出现的短暂、阵发性发作的眩晕和眼震。

(二) 耳石症的临床表现

耳石症的临床表现有 5 个特征:

（1）潜伏期:头位变化后 1～4 秒后才出现眩晕。

（2）旋转性:眩晕具明显的旋转感,患者视物旋转或闭目有自身旋转感。

（3）短暂性:眩晕在不到 1 分钟内可自行停止。

（4）转换性:头回到原来位置可再次诱发眩晕。

（5）疲劳性:多次头位变化后,眩晕症状可逐渐减轻。

🔗 **知识链接**

耳石症的并发症有中耳炎,如果治疗不及时会导致耳石膜脱落进入半规管并沉积在半规管部位,时间长会诱发中耳炎。

(三) 耳石症的紧急处理

（1）当身边的人突然发生眩晕、站立不稳时,应该立即上前搀扶,并帮助他就近平躺下来。

（2）保持情绪稳定,不要紧张与恐慌。

（3）嘱患者头部不要剧烈转动,以防眩晕感加重。

（4）明确是耳石症复发,可到医院就诊,在专业医师的指导下进行手法复位。

🖋 知识链接

手法复位是治疗该病的首选方式,主要目的是将黏附于嵴顶的结石或游离飘浮于半规管长臂管腔内淋巴液中的微小颗粒通过头位进行有秩序的变动,使其从顶帽脱落或从半规管长臂管腔中经总脚或水平半规管脚进入椭圆囊,从而缓解患者的症状。如果出现顽固性耳石症,则考虑手术治疗。

(四) 耳石症处理时的注意事项

(1) 眩晕发生时患者保持镇静,不要紧张与恐慌。人体因外伤、耳石膜功能老化以及剧烈运动和外伤等原因可导致耳石脱落至半规管,进而游离在半规管淋巴液中,使其对前庭产生刺激。耳石症因主观症状颇多,大部分患者存在焦虑、恐惧等情绪,对其自身生活质量产生严重影响。因此,给予及时有效的治疗,能够提高本病的治愈率,缓解患者的不良情绪。

(2) 患者突发眩晕时即刻给予平卧位,头后仰,注意保暖,避免患者跌倒,防止二次损伤的发生。

(3) 老年患者年龄越大,其中枢神经代偿机制也越差,各系统功能也越弱;因此,即使患者得到有效复位,也需要一个较长时间的适应期。因此,复位后患者的眩晕仍会持续一段时间,需要对其给予特别观察,并嘱其注意休息。

十三、你知道鼻出血的正确处理方法吗

鼻出血是耳鼻咽喉头颈外科最常见的急诊症状之一，约60%的人群曾发生过鼻出血。鼻出血秋冬季节高发，具有反复发作、不易自止和出血凶猛的特点，危险性大。既然鼻出血这么常见，危险性又高，那么日常生活中如果遇到，我们又该如何去预防和处理呢？

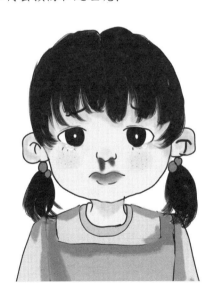

（一）什么是鼻出血

鼻出血具有出血剧烈、出血部位隐蔽及易复发等特点，是临床较为常见的症状之一，其发病机制较为复杂，可由鼻部本身疾病引起，也可继发于全身性疾病，如高血压及尿毒症等。

（二）鼻出血的临床表现

鼻出血大多为单侧出血，出血量不等，可表现为间歇性或持续性出血，轻者可仅为涕中带血或回吸血涕，或仅有少量血液从前鼻孔滴落，重者可为一侧或双侧鼻腔血流如注甚者经口涌出，导致失血性休克的发生。长期反复鼻出血可导致患者出现贫血。

（三）鼻出血的紧急处理

（1）安抚：使患者保持稳定的情绪，嘱其放松、休息。

（2）止血：轻轻从鼻孔两侧向中间鼻梁骨方向按压，用冷毛巾敷前额和后颈。

（3）救助：紧急止血 10 分钟后无效或血量增加，应立即送医院或拨打 120 急救电话。

（4）询问：如合并患有其他基础疾病，可先测量血压后再行处理。

（5）陪伴：出血期间可适当进行沟通，减少患者的焦虑不安感，直至专业人员到场。

> *ℰ* **知识链接**
>
> 鼻内镜是一种能对鼻腔进行详细检查的光学设备，可以很方便地通过狭窄的鼻腔和鼻道内的结构。鼻内镜技术近年来发展迅速，且在鼻腔出血中广泛应用，优势表现为高亮度、

视野清晰、能够于直视状态下实施操作,特别是对发现隐蔽的出血点的治疗非常有利。由鼻内镜直视实施电凝止血可以闭合局部出血点,且可及时给予止血药物止血以及抗菌药物抗感染,不但能够确保电凝之后的止血效果,也可使纱布填塞的数量减少,降低由于填塞导致的消极情绪,减轻患者痛苦。

(四)鼻出血急救时的注意事项

(1)控制患者的紧张情绪和恐惧心理最为重要。鼻出血容易让患者产生紧张、恐惧的心理,使患者交感神经出现兴奋,还会导致患者血中的肾上腺素浓度不断增加,使血压升高、心率加快,从而使鼻出血的症状加重。

(2)低头前倾,压按鼻翼止血。低头前倾,防止血液下咽,然后用拇指和食指捏住鼻子硬骨和软骨的交界处,大约是鼻侧正中央的位置,按压 10 分钟左右。如按压不能止血,可在鼻腔内填塞棉球或纱布几分钟以达到压迫止血的目的,但不可将填塞物全部塞进鼻孔内,以防无法取出。

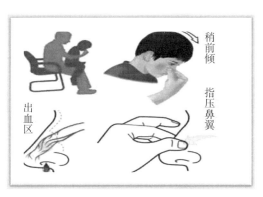

稍前倾

指压鼻翼

出血区

（3）用冷毛巾或冷水袋敷前额和后颈,以促使血管收缩减少出血。

（4）注意勿将头部后仰或拍打脖子,以免鼻血流进咽喉,刺激胃部引起呕吐。

（5）如果无法在10～15分钟内止血,应尽快就医。

（6）如果患者患有其他疾病,应采取相应的措施,老年人或体型肥胖的患者常患有高血压,应先测量血压,适当应用降压药,控制血压。

（7）对于10岁以下的小儿,应正确引导他们不要用力或用尖锐的东西挖鼻孔,因为小儿比成人的黏膜更加脆弱,毛细血管更加丰富,稍不注意,很容易导致出血。

十四、口腔感染不容小觑

老刘是名60多岁的独居老人，喜烟喜酒，有糖尿病史10余年，从不去医院进行正规治疗，血糖未得到有效控制。两周前的一次入院经历让他心有余悸，以后再也不敢小病不医了。

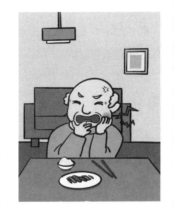

老刘由于不良生活习惯导致有严重的牙周炎，以前每次发作他就吃点消炎药，这次发作吃了药一直没有效果，反而越来越严重。疼痛厉害时他就用坚硬的牙签等锐物戳肿痛的牙龈以缓解疼痛，不久牙龈被戳破，局部炎症一直蔓延到颈部，出现嘴张不开和呼吸困难的症状。这下他着急了，到医院就诊。医生一看就对老刘说："怎么病情这么严重了才来医院，幸好还算来得及时，否则要出人命了。"随后医生诊断其为"口底间隙感染"，让老刘立即住院做手术。

小小的口腔感染威力真有那么大吗？

(一) 什么是口腔间隙感染

口腔间隙感染是颜面、颌周及口咽区软组织肿大化脓性炎症的总称。化脓性炎症局限时形成脓肿,弥散时成为蜂窝织炎。成人最常见的是牙源性感染。

(二) 如何识别口腔间隙感染

口腔间隙感染常表现为急性炎症,一般化脓性感染的局部表现为红、肿、热、痛和功能障碍。严重者可出现高热、言语不清、吞咽困难,烦躁不安、发绀甚至出现三凹征等呼吸困难症状,更有甚者可出现中毒性休克等。

知识链接

口腔间隙感染的分类。

（1）面部间隙感染主要表现为面部肿胀。

（2）颌周间隙感染主要表现为严重张口受限。

（3）口底和颈部间隙感染主要表现为呼吸困难。

(三) 发生了口腔间隙感染怎么办

（1）早期积极使用抗感染药物进行治疗:口服或静脉输注抗菌药物达到全身消炎止痛的目的;局部使用抗菌药物以杀灭病变部位的细菌。

（2）手术治疗:使用传统的引流法和负压引流法。

（3）积极进行全身支持治疗:输液、输血、吸氧、鼻饲高热量饮食以维持全身营养状况。

发生呼吸困难等危急情况时,医生会如何处理?

（1）广泛切开减压及引流治疗,主要是保证呼吸道的通畅。

（2）气管切开治疗,保证患者的呼吸功能。

（四）口腔间隙感染的处理措施

（1）观察疾病的发展趋势,一旦出现炎症部位发红、化脓、疼痛明显、呼吸困难、舌根肿胀等情况,应立即取坐位或半卧位,立即拨打120急救电话,尽快至专科医院就医。

（2）减少口腔颌面部的活动,少说话,从而减少感染的扩散。

（3）在可以进食的情况下,建议食用高热量、清淡、温和的流质,多喝水加快毒素排泄和维持机体水分。

（五）口腔间隙感染的救治注意事项

（1）口腔间隙感染是最严重的口腔颌面部感染之一。要注意观察患者的病情变化,当出现三凹征(胸骨上窝、锁骨上窝、肋间隙凹陷)时,提示患者出现吸气性呼吸困难。

（2）严重感染常会导致血糖升高,而有糖尿病史的患者更要注意对血糖的监测和治疗。

（3）及早就医,根据医嘱早期使用抗菌药物,防止感染扩散。脓肿形成后及时切开排脓,减少并发症的发生。

（六）口腔间隙感染的预防

（1）积极治疗原发病,有龋病、牙髓疾病、根尖周病时应尽早治疗，不可自行服用抗生素治疗。

（2）有牙周病史的患者建议每半年到一年洗一次牙。

（3）养成良好的口腔卫生习惯，每次饭后刷牙漱口，常规用牙线清洁牙齿。

（4）均衡饮食，戒烟限酒。

（5）积极控制基础疾病如糖尿病、慢性肾病、恶性肿瘤、艾滋病等。

十五、"三伏天"中暑的现场急救

　　8月的一天,某小区发生火灾,消防救援站收到火警报告后迅速安排数名消防战士赶往现场实施扑救。当天正值高温季节,气温高达40℃。由于在高温环境中长时间作战,两名消防队员体力不支昏倒在地。战友们迅速将他俩抬到阴凉通风处,并拨打120急救电话送医。经过医院医护人员的紧急救治,两名消防员脱离危险。

　　当我们遇到中暑的患者时,在现场我们应该采取哪些急救措施呢?

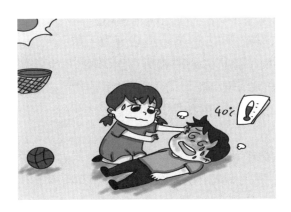

（一）什么是中暑

中暑是指在高温或烈日暴晒等情况下，以体温调节中枢发生障碍，汗腺功能衰竭及水、电解质紊乱为特征的一组急性临床综合征。

只有白天在室外才会中暑吗？只有天热才会中暑吗？

知识链接

中暑是由人体体温调节功能失衡所致，炎热夏季，无论白天还是夜晚，如果身处通风不良的房间，且没有降温设备，都会导致中暑。而生活中的一些陋习和错误常识（如坐月子怕风、感冒发热用被子捂汗等），都会影响机体的散热，从而导致体内热量在短时间内急剧增加，进而都可能诱发中暑。

（二）中暑的早期识别

（1）先兆中暑的表现（体温正常或略升高）：大汗、头晕、口渴、头痛、眼花、耳鸣、胸闷、四肢无力、注意力不集中。

（2）轻症中暑的表现（体温升高至38℃以上）：除先兆中暑的症状外，还出现大量出汗、面色潮红、皮肤灼热等症状，或出现一系列虚脱的表现，如面色苍白、皮肤四肢湿冷、血压下降、脉搏增快等。

（3）重症中暑的表现：有热痉挛、热衰竭、热射病3种类型。①热痉挛：是一种短暂、间歇发作的肌肉痉挛，最常出现小腿痉挛，与大量出汗只补水未补钠盐有关。②热衰竭：由于大量出汗未及时补充水和钠盐所致，可有明显的脱水征如心动过速、直立性低血压或晕厥等。③热射病：是一种致命性急症，表现为高热（体温可高达40℃以上）、无汗、神志障碍。好发于进行剧烈体育运动或从事重体力的劳动者，以及小孩、老人、有基础疾病的人群。

（三）中暑的紧急处理

（1）评估。①周围环境：离开高温环境，移动患者到环境安全的阴凉处，如室温控制在20~25℃的房间。解开衣领，除去衣物，有助于快速散热。②评估患者的情况：如面色、皮肤温度、意识、脉搏、呼吸等，有条件时可以测量体温。

（2）安置体位。让患者平卧，如有恶心、呕吐可将其头偏向一侧，以保持呼吸道通畅。

（3）采取急救措施。①及时补充水分：对神志清醒的患者可给予少量多次补充含盐饮料。②迅速降温：采用凉水喷洒或凉水擦拭全身，通过体表蒸发降温，当患者体温下降到38℃以下后，停止使用洒冷水、吹强冷风等强制性降温方法。

（4）如患者出现恶心、呕吐、抽搐、脉搏加速、神志不清等重症中暑症状时应立即拨打120急救电话。

（四）中暑的救治注意事项

（1）中暑患者应选择物理降温，不应自行服用退热药降温。

> 🎗 **知识链接**
>
> 中暑后不得口服退热药降温：中暑大量出汗之后，会出现体温调节失衡及电解质紊乱，如果此时吃退热药会进一步造成多汗，加剧水和电解质的丢失，从而加重病情。

（2）有条件者可使用冰块敷在散热较快的大血管分布区域如双侧腹股沟或腋窝处进行散热，不建议使用低浓度酒精擦拭身体进行物理降温。

🔗 知识链接

　　酒精蒸发带走热量的效率远不如水蒸发。酒精擦浴可能会使体表血管舒张，加重血容量不足的情况。酒精经过皮肤吸收也会产生一定毒性。

（3）患者出现烦躁不安或抽搐时，需做好患者的安全防护，防止发生舌咬伤或其他自伤行为。

（4）当患者稍作休息，自感症状缓解后，切不可立即独自外出活动，应有家人陪伴或者休息 1 h 以上方可独自外出。

（5）宜少量多次饮用含盐饮料，避免食用冰镇的大量含糖饮料及含酒精饮料进行降温。

🔗 知识链接

　　中暑后不能大量饮水：大量出汗的同时会伴有电解质的丢失，如果单纯大量补水会导致机体出现稀释性低钠血症，严重者可导致脑水肿，出现昏迷。

十六、夏季食物中毒怎么办

　　每逢夏季，天气炎热，食物容易腐败变质，如保存不当，就会导致食物中毒。近日网络上又曝光了一起学生群体性中毒事件。2020 年 9 月，某中学发生一起学生用餐后多人出现呕吐、发热的事件，学生随后被送到当地医院接受救治，确诊为"细菌性食物中毒"。

　　我们在日常生活中常会听到"吃坏食物，拉肚子了"这样的情况，如果身边的家人或朋友食用不洁食物出现胃肠道症状，我们应该如何应对呢？

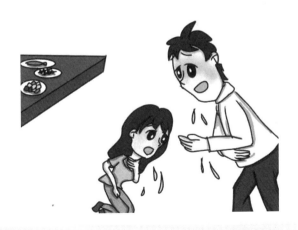

（一）什么是细菌性食物中毒

细菌性食物中毒是指进食被细菌或毒素污染过的食物而引起的急性感染与中毒性疾病。本病多发生于夏秋季，致病菌种类较多，最常见的是沙门菌属和大肠埃希菌属引起的中毒，容易出现群体性食物中毒，从而成为公共卫生事件。

> ### 📎 知识链接
>
> 误区一：有异味的食物，煮一煮就可以吃。
>
> 细菌虽然被杀死了，但它在繁殖时所产生的毒素或死菌本身的毒素，并不能完全被沸水破坏。
>
> 误区二：细菌怕盐，所以咸肉、腌鱼等就不用消毒。
>
> 使人肠胃发炎的沙门菌，就能够在含盐量高的肉类中生存好几个月，要用沸水煮 30 分钟才能将其全部杀死。
>
> 误区三：冰冻的食物没有细菌。
>
> 有专门在低温下生存、繁殖的细菌。所以，食用冰冻食物时，要煮熟、炖透才行。
>
> 误区四：食物煮沸，就可以消毒杀菌。
>
> 大多数细菌、病毒等微生物经过高温蒸煮可完全被杀灭，但其产生的有毒化学物质，高温是不能完全去除的。

（二）食物中毒的表现

恶心、呕吐、腹痛、水样或血性腹泻、发热，严重者可导致脱水甚至休克。

（三）食物中毒者的紧急处理

（1）立即停止食用可疑食物。明确食物中毒的种类、进食时间、摄入量。保留食物样本（食物残渣、呕吐物或排泄物）。

（2）立即拨打120急救电话。

> **知识链接**
>
> 出现哪些情况需要立即送医？
> （1）剧烈的腹痛，无法进食或饮水。
> （2）呕吐出血液或大便中带血。
> （3）体温超过38℃。

（3）采取急救措施。补充足够的液体，以免发生脱水。

（4）密切注意中毒者的情况。意识、瞳孔，如出现心跳、呼吸停止，应立即行心肺复苏术。

> **知识链接**
>
> 发生食物中毒时要赶紧催吐？
> 答案：否。
> 催吐可能造成患者咽喉部更多的损伤甚至使呕吐物堵塞气道。如果患者吞咽了腐蚀性的东西，液体反流会进一步烧伤咽喉部，导致疼痛和不适。最好的急救方法是灌服鲜牛奶，以保护食管与胃黏膜。

（5）专人陪护。直至专业急救人员到来，并将标本交于救护人员。

（四）食物中毒的救治注意事项

（1）在补充液体时，要饮用接近人体体温的水，水温过高或过低，都会促进毒物的吸收。

（2）不可自行使用抗腹泻药，盲目止泻可使症状持续更久或出现更严重后果，要在医生的指导下用药。

（3）禁食禁水，会使原本虚弱的身体得不到营养和水分的补充，会加重病情。宜吃少油腻、易消化的流质或半流质食物，呕吐频繁者可暂时禁食。

十七、过节聚餐,拒绝贪杯

　　俗话说:温一壶小酒,约三五好友,一同畅聊共饮,堪称乐事。在我国的习俗里,每逢过节,亲朋好友就会聚餐聊天,免不了大家碰杯,可有时高兴起来就容易喝多,甚至还会引发酒精中毒。遇到这种情况我们该怎么急救呢?

感情深,一口闷!

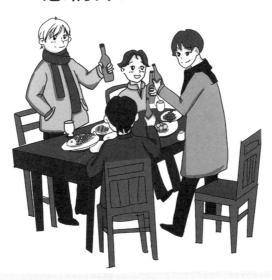

（一）什么是酒精中毒

急性酒精中毒是指由于短时间内摄入大量乙醇（酒精）或含酒精饮料后出现的中枢神经系统功能紊乱的一种状态。严重者可损伤脏器功能，导致呼吸与循环功能衰竭，进而危及生命。

（二）急性酒精中毒的表现

（1）兴奋期（轻度）：仅有情绪不稳、兴奋、多语、面红、吐字不清，可有攻击性行为。

（2）共济失调期（中度）：可出现肌肉运动不协调、动作笨拙、步态不稳、语无伦次。

（3）昏睡、昏迷期（重度）：出现意识不清、皮肤湿冷、心动过速、呼吸缓慢、血压下降、面色苍白或潮红，严重时大小便失禁、抽搐昏迷。

（三）急性酒精中毒的紧急处理

（1）保持呼吸道通畅。首选侧卧位，及时清除呕吐物及呼吸道分泌物，防止窒息。

（2）注意保暖，维持正常体温。

（3）酒精经胃肠道吸收极快，一般不需催吐或洗胃。如果患者摄入酒精量极大或同时服用其他药物时，应尽早洗胃。

（4）若酒精中毒患者突然发生心搏与呼吸骤停，应立即拨打120急救电话，再进行心肺复苏，直到患者恢复呼吸与心跳或者救护车来到。

（5）专人陪护，密切观察患者的病情变化。对于意识不清、躁动的患者，应防止意外的发生。

> **知识链接**
>
> 用咖啡和浓茶解酒。
>
> 浓茶(含茶碱)和咖啡(含咖啡因)能兴奋中枢神经,有醒酒的作用,但咖啡因和茶碱也有利尿作用,可能加重机体的失水。此外,咖啡因和茶碱有兴奋心脏、加快心率的作用,可加重心脏的负担。

(四) 急性酒精中毒的救治注意事项

(1) 低血糖是急性酒精中毒最严重的并发症之一,应密切监测血糖水平。

(2) 酒精中毒可能会诱发上消化道出血,需要注意观察患者是否发生呕吐鲜血或排黑便。

(3) 对兴奋躁动的患者应适当约束其行为,共济失调者应严格限制其活动,以免发生意外伤害。

(4) 单纯急性轻度酒精中毒一般不需治疗,居家观察即可。

中篇

意外伤害篇

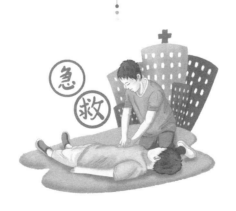

急救

一、"颜面"尽失,颌面部损伤救治

　　颌面部损伤,主要是指由于交通事故、工伤及日常生活中的意外跌倒磕碰等对颌面部造成的伤害。

　　小明毕业后在异乡工作,年前回到家乡参加同学聚会,在聚会时遇见许久不见的老同学格外开心,一时兴起多喝了几杯,酒足饭饱后有些晕晕乎乎的,他拒绝了朋友的护送,执意要骑自行车回家,不慎在路上发生了单车事故,脸朝地摔倒在马路上起不来,满脸是血。旁人迅速将他送入医院救治,医生诊断为"颌面部软组织损伤,下颌骨骨折"。

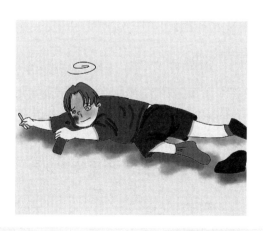

(一)什么是颌面部损伤

颌面部损伤多由突发事故导致,如交通意外、机械损伤、高空坠落等。由于外力作用的程度与方式不同,可引起不同程度的口腔与颌面部损伤,轻者仅有面部软组织的挫伤,重者可伤及牙齿,甚至引起颌面部骨折。

(二)颌面部损伤的特点

颌面部血运丰富,伤后出血较多,常伴有牙齿损伤,易并发颅脑损伤,易发生感染及窒息,影响进食和口腔卫生。同时可伴有头面部其他解剖结构的损伤,如唾液腺、面神经和三叉神经等。且颌面部损伤后,常会导致不同程度的面部畸形,从而引起患者出现不同程度的心理问题。

(三)颌面部损伤的治疗

(1)手术治疗:清创,缝合,止血,复位固定。

(2)药物治疗:抗生素预防感染;糖皮质激素抑制炎症,防止受伤部位肿胀。

(四)颌面部损伤的紧急处理

(1)颌面部外伤发生后,怀疑颈椎损伤者应立即头部制动。

(2)可自行前往医院,或者拨打 120 急救电话等待救援。

(3)采取急救措施。

A. 防窒息:取仰卧位、松衣领、头偏一侧,清除口鼻内异物,保持呼吸道通畅。

B. 止血:采用指压法止血。

颜面部出血	压迫同侧下颌骨下缘、咬肌前缘的搏动点(面动脉)止血
头顶部出血	压迫同侧耳屏前方颧骨弓根部的搏动点(颞浅动脉)止血

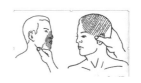

C. 固定:用绷带绕头部固定下颌骨,不要自行恢复下颌骨位置,避免造成不良对位,影响口腔功能与面容美观。

D. 防感染:使用无菌敷料包扎伤口,减少再次受到污染的风险。

(4)密切观察患者的病情变化,如心率、呼吸、意识的改变。如果出血量大,应警惕休克、颅内损伤。如呼吸停止、大动脉搏动消失,应立即行心肺复苏术。

(5)转移至医院实施正确的专科治疗。

(五)颌面部损伤救治的注意事项

(1)颌面部损伤很有可能伴发颅脑的损伤,应严密观察患者的神志、脉搏、呼吸、血压及瞳孔的变化情况,并减少搬运。

(2)应注意保持患者呼吸道通畅,防止窒息。一般伤员可采取头低侧卧位,避免血凝块及分泌物堆积在口咽部。对于昏迷的患者,应采用俯卧位,额部垫高,使口鼻悬空,有利于引流和防止舌后坠。

(3)尽快就医,清创术是预防创口感染和促进组织愈合的基本方法,最好在伤后6~8小时内进行。

📎 **知识链接**

颌面部软组织损伤时间长还能进行严密缝合吗?

由于颌面部血运丰富,组织再生力强,在伤后24~48小时之内,均可在清创后行严密缝合术;即使超过48小时,只要创口无明显化脓感染或组织坏死，在充分清创后，仍可行严密缝合。对估计有可能发生的感染，可在创口内放置引流条；已发生明显感染的创口不应做严密缝合，可采用局部湿敷，待感染控制后再做处理。

二、大门牙被磕断应该怎么办

　　儿童正处于身体、心理全方位的生长发育阶段，活泼好动，精力旺盛，但又缺乏安全保护意识，在剧烈运动或者玩耍时较成人更易发生碰撞跌倒等，从而导致外伤事故的发生。有时由于意外事故，如车祸等，很容易造成牙齿外伤，两颗刚刚长出不久的大门牙首当其冲。

　　一般情况下，乳牙外伤多发生在1～2岁，原因是开始学习走路的幼儿，由于运动和反应能力尚处于发育阶段，容易摔倒或者撞击在物体上，从而造成外伤。恒牙外伤多发生在7～9岁，通常男孩发生的概率高于女孩。

　　牙齿发生了意外，家长们该怎么处理呢？

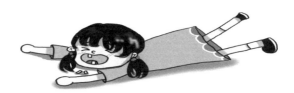

(一) 什么是牙齿外伤

牙齿外伤是指在突然的机械外力作用下,牙齿发生的一种急性损伤,包括牙体硬组织、牙髓或牙周组织的急性损伤。也就是说,牙齿外伤包括牙齿的折裂、牙齿松动、牙齿脱落、牙龈撕裂出血等,当然还可能有牙龈和牙周组织的损伤。

(二) 牙齿外伤的临床表现

牙齿外伤会导致出血、食物嵌顿、张口受限、颞下颌关节疼痛、牙齿过度磨损、牙龈红肿、邻面龋、头晕、耳鸣等。

(三) 牙齿外伤的危害

牙齿外伤后如未能及时、有效地进行处理,极易引发牙髓组织坏死及牙齿错位等问题,影响牙齿美观及牙齿整体的健康状况。

(四) 牙齿外伤的紧急处理

(1) 判断:观察牙齿受伤的部位、出血量。

(2) 冷静:家长应保持情绪稳定,不要慌张,以免影响患儿情绪。

(3) 处理:用流动水清洗伤口,再用干净布等进行压迫止血。

(4) 收集:尽快找到脱落的牙齿,捏住牙冠的部位放入密封袋内保存。

(5) 救助:及时拨打120急救电话,也可自行前往有口腔科急诊的医院就诊。

(6) 陪伴:急救医生需一起护送患儿至医院,期间应告知有关口腔方面的基础知识,以减轻家长的焦虑和患儿的恐惧心理。

（五）牙齿外伤紧急处理的注意事项

（1）牙齿发生外伤脱落后，如果脱落的是乳牙，家长不必过于紧张。不建议将乳牙放回牙槽窝，但应及时去医院就诊，检查其他牙齿是否有问题，并且定期复诊，追踪恒牙的发育状况。

（2）如果脱落的是恒牙，家长需要高度重视。当牙齿因受外伤脱落后，要尽快找到脱落的牙齿，捏住牙冠的部位（也就是我们平常能看得到的牙齿部分），不可用手或布擦洗牙根，防止牙周膜组织被破坏。可立刻就近找生理盐水、凉开水、纯净水或自来水冲洗牙齿表面，去除污物，但千万不可用刷子刷洗、刮洗牙根部。将洗干净的牙齿放在牙槽窝内，以邻牙为参照物，确定放回的位置和深度。家长也可以将牙齿泡在盐水里，然后尽快到口腔专科医院或综合性医院的口腔科就诊。需要特别注意的是，脱落的牙齿千万不可包在纸巾里，这会使牙齿上的牙周细胞死亡，降低牙再植的成功率。

（3）牙齿离体时间越短，再植成功率越高，牙齿脱落 30 分钟内是治疗的黄金时间，所以家长在完成上述处理后，一定要尽快赶到医院。

> 📎 **知识链接**
>
> 　　牙齿折断在前牙外伤中最常见，占恒牙及前牙外伤的 40%～60%。青少年时期的儿童活泼好动，容易受到各种意外的伤害。由于前牙的位置特殊，在外伤中很容易受到外力的直接撞击，导致牙冠的折断。利用自体断冠再接是修复青少年牙冠折断最常见的一种方法。自体断冠再接技术是指前牙牙冠折断后采用黏接材料将折断部分的牙冠重新黏接回原

处的一种技术。断冠再接保留了天然牙齿的原始形态、外形轮廓、色泽及美观度，是一种可预测的、快速的、保守的和低成本的方法。根据折断线位置、牙髓情况及牙根发育情况对牙髓做相应的治疗，如根管治疗术、间接盖髓术、直接盖髓术、活髓切断术或根尖诱导成形术等。青少年前牙牙冠折断的治疗比成人复杂，因为青少年时期的颌骨、牙齿正处于发育阶段，正常的咬合关系尚未完全形成，选择治疗方法应该根据外伤折断牙齿的临床表现、牙髓状况、患儿年龄、外伤后就诊的时间以及结合临床 X 线牙片等情况给予综合考虑。

三、耳朵进小虫了，怎么办

2015 年 8 月，某媒体曾报道了一则令人瞠目结舌的新闻。广东东莞一名男子，在家睡觉时突然感觉耳朵又痒又痛，似乎有小虫在耳朵里来来回回地爬来爬去。他试图将虫子掏出，但感觉小虫越钻越深，后来耳朵不痒了，他就放弃掏虫了。翌日，他的耳朵突然疼痛剧烈，随即自行前往医院就诊，医生检查后发现一只蟑螂钻进了其耳内，且已孵出 25 只小蟑螂。最后在医生的努力下将其全部取出。

如果我们的耳朵进异物，您知道应该如何应对吗？

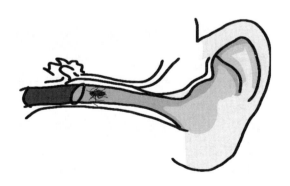

（一）什么是异物入耳

异物入耳是指异物进入外耳道，异物是指如蚂蚁、蚊子等小动物以及豆粒、沙土、水等，这些异物都会引起人体的不适或疼痛，甚至会伤及鼓膜。异物可分为 3 类：非生物类，如石子、小玩具等；植物类，如豆类、种子等；动物类，如蚂蚁、蚊子、蟑螂等。

（二）异物入耳的症状

异物入耳道人体会有强烈的异物感或不适，如是昆虫进入耳道，则会引起疼痛。症状主要有两个方面：①导致耳鸣、耳痛、瘙痒、听力下降、眩晕、反射性咳嗽等；②造成情绪紧张及焦虑。

知识链接

异物进入耳道可能会引起鼓膜、中耳的损伤，导致鼓膜穿孔等；少数情况下外耳道异物因较长时间未被及时发现（幼儿多见），可导致外耳道感染，出现耳道分泌物增多、局部皮肤红肿、疼痛等一系列炎症性表现。

（三）异物入耳的紧急处理

（1）判断：根据患者对耳朵异样感的主诉，如发生时间、经过，以及患者自觉的疼痛度、瘙痒感和接触史的叙述进行判断。

（2）冷静：将患者置于安静环境及舒适体位，保持心情安静可减轻其焦虑情绪。

（3）观察：用手电筒查看耳朵的外观、内外耳道等。

（4）处理：①通过光照引出虫子；②通过滴油取虫；③通过烟熏取虫；④如耳朵疼痛加剧，应立即陪同急诊就医或拨打 120 急救电话求助专业救护人员。

> **知识链接**
>
> 禁止使用酒精等消毒杀菌液体去除耳内小虫。因为酒精属于一种刺激性药品,它会对内、外耳道以及鼓膜产生不同程度的刺激,而且虫子受到刺激时可能对耳道造成损伤,因此,使用酒精反而会加重疼痛等症状。

(四) 异物入耳紧急处理的注意事项

(1) 使用烟熏取虫的方法,需注意将烟雾徐徐吹入耳内,小心烫伤。

(2) 当利用小虫的趋光性将其引诱出来后,应防止其再次退进耳内。

(3) 采取滴油取虫法时,可用少许食用油或甘油滴入耳内,待闷死小虫后(2～3分钟)再用清水清洗耳道。

(4) 如感觉有小虫飞入耳内,切忌直接用手或大头针、发卡、镊子等工具去取异物,会导致异物更加深入耳道内,对鼓膜造成伤害,导致听力下降,甚至失聪等更加严重的危害。

(5) 如无法自行取出耳内异物,应立即前往医院耳鼻喉科急诊进行治疗。

急诊室门口冲进来一对夫妇,丈夫怀里抱着一个 2 岁多的孩子,边走边叫,"快找医生,快找医生",孩子脸色苍白,精神萎靡。原来他们在家里包红枣粽子,在一边玩耍的孩子将红枣核吞进了嘴里,卡在了喉咙。

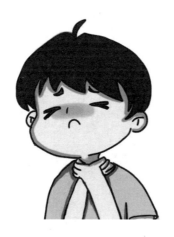
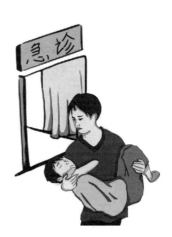

（一）吞咽的秘密

人的气道与食管在咽喉部共用一个通道，食管是食物进入胃部的必然通道，在大脑的协调下，吞咽动作会将咀嚼过的食物准确地送入食管，而不会送入气管。但是在一些特殊情况下，食物可能会误入气管。如果食物进入气管可就麻烦了，大块状的食物可能会阻塞气管或者支气管，导致呼吸不畅甚者无法呼吸。细小的食物可以深入气管、支气管、细支气管，同时将细菌带入肺部，引起吸入性肺炎。

儿童和老年人是发生气道异物梗阻的高危人群。儿童多因进食不当发生；老年人由于咽喉部肌群的协调性与收缩能力下降，吞咽反应减退而发生。

（二）什么是食物、异物卡喉

食物、异物卡喉，常见于进食或口内含有异物时因嬉笑打闹或啼哭时发生，此时，食物或异物可嵌顿于声门或落入气管，造成患者发生窒息或严重呼吸困难，本病多见于婴幼儿和老年人。

（三）食物、异物卡喉的临床表现

食物、异物卡喉后可造成剧烈呛咳、反射性呕吐、不能发声、喘鸣、呼吸急促、面色晦暗、意识丧失，甚至呼吸、心跳停止。

（四）食物、异物卡喉的紧急处理

1. 判断梗阻程度

（1）如果是轻度气道梗阻，鼓励患者持续咳嗽，力争将异物咳出。

（2）如果气道梗阻比较严重，患者意识清楚，可叩击其背部和冲击其腹部各 5 次,交替进行。

(3) 如果患者失去意识,将其身体支撑住,小心平放于地,立即拨打 120 急救电话,同时开展心肺复苏。

2. 婴儿急救法

1) 背部叩击法

(1) 救护员将婴儿的身体放置于一侧的前臂上,同时手掌将后头颈部固定,头低足高。

(2) 用另一只手固定下颌角,并使婴儿头部轻度后仰,打开气道。

(3) 一手将婴儿安全地依靠在救护者的腿上,用另一只手的掌根部在肩胛骨之间给予 5 次快速拍打。每次拍打后检查是否解除了气道梗阻。

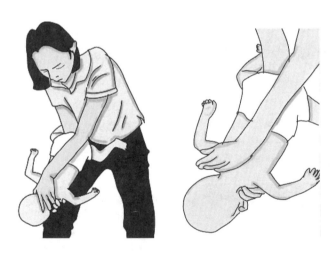

2) 胸部叩击法

(1) 两手及前臂将婴儿固定,翻转为仰卧位,头部向下,顺着放在大腿上。

(2) 两乳头连线中点处为冲击按压部位,按压深度为胸廓前后径的 1/3。

（3）按压重复 5 次后评估是否解除气道梗阻。

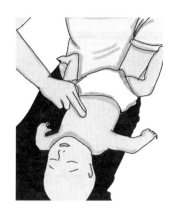

3. 成人和儿童急救法

1）清醒者施救：上腹部冲击法

（1）救护者站在噎食者身后，一腿置于患者双脚间，呈弓步状，另一腿在后方伸直。双手环绕噎食者腰部，一手握拳，掌心向内按压噎食者上腹部（具体在肚脐上两横指处）。

（2）另一手掌按在拳头上并握紧，双手急速用力冲击性地向内上方挤压其腹部，反复有节奏、有力地进行，利用形成的气流把异物冲出，这一急救法又被称为"余气冲击法"。

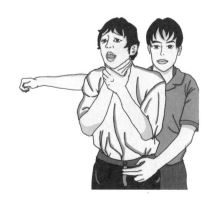
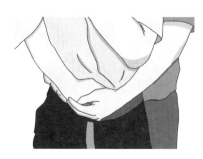

（3）背部叩击和腹部冲击重复 5 次后，如没有解除梗阻，可继续交替进行。

2）昏迷者使用仰卧位腹部冲击法

（1）让噎食者平躺在硬地板上，救护者两腿分开骑跨在噎食者髋部两侧，双手交叠放于噎食者肚脐正上方两横指处。

（2）施救者利用自身体重向下、向前极速挤压噎食者胸腹部，反复数次直至异物吐出为止。

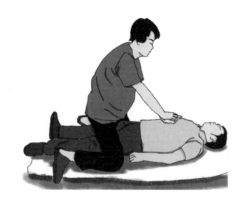

3）噎食自救

（1）将上腹部迅速前倾按压于椅背，做多次迅猛前倾按压的动作直至咳出异物。

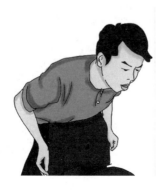
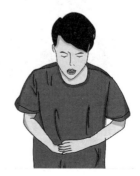

（2）或一手成拳置于肚脐上方，另一手成掌握在拳上，向腹部内上方快速猛烈冲击直至咳出异物。

🞈 知识链接

环甲膜穿刺是临床上对呼吸道梗阻、严重呼吸困难的患者采用的急救方法之一。它可为气管插管和气管切开赢得时间，是现场急救的重要组成部分。具有简便、快捷、有效的优点，而且非医学背景的人接受急救教育后也可以掌握。环甲膜位于甲状软骨和环状软骨之间，前无坚硬的组织遮挡，后通气管，它仅为一层薄膜，周围无要害部位，因此有利于穿刺。

穿刺方法：患者仰卧位，头后仰，施救者用示指和中指固定环状软骨两侧，以一粗注射针垂直刺入环甲膜，穿刺后有落空感，接着回抽到空气，则穿刺成功。

现场实施环甲膜穿刺后，应立即拨打120急救电话，快速将患者送往就近医院进行后续治疗，以减少和减轻缺氧性脑病的发生。缺血缺氧4分钟即可造成脑细胞的损害，脑缺血缺氧的极限时间只有10分钟。

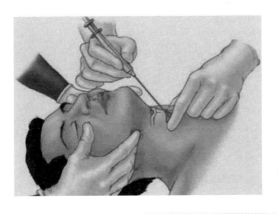

（五）异物卡喉急救的注意事项

（1）气道异物梗阻是导致窒息的紧急情况，在开展现场急救的同时应立即拨打 120 急救电话。

（2）如异物从喉部排出，就不再需要继续做背部叩击或腹部冲击。

（3）对于意识丧失者，施救者应立即开始行心肺复苏术。如果现场施救者是一人，则按 30：2 的按压/通气比例操作；如果有两人同在现场，可按照 15：1 的按压/通气比例操作。

（4）避免盲目使用手指清理呼吸道，除非可以明确看见异物，才可以用手指移除（小于 1 岁的婴儿通常不用手指清理）。

（5）对于肥胖或怀孕的气道异物梗阻者，才可用胸部冲击法。

五、耀眼的"弧光",隐藏的危害

　　小明和小伙伴结伴在汽修厂门口玩耍,看到修理厂的工人伯伯在进行金属焊接的操作,电焊时发出的火花(电弧光)非常耀眼,就像烟花发出的光芒,小朋友们看得目不转睛。晚上到家小明向妈妈哭诉眼睛疼、睁不开眼,妈妈看到小明双眼红肿,泪流不止,急匆匆地带着他上医院。医生通过询问及检查后诊断为"电光性眼炎"。那为什么长时间注视电弧光会出现眼部不适、流泪、畏光呢?

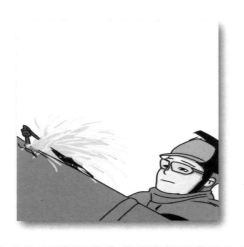

（一）什么是电光性眼炎

电光性眼炎是指眼角膜上皮受到紫外线的照射,发生上皮细胞的变性、坏死,使上皮细胞从角膜表面脱落的疾病,又称为紫外线性眼炎。本病常发生于未戴防护面罩而操作的焊工,或登山运动员在海拔高且空气稀薄的雪地里行走时,由于强紫外线折射而产生。

（二）电光性眼炎的表现

刚开始没有症状,过数小时症状开始出现,表现为眼睑红肿、结膜充血水肿、有剧烈的异物感和疼痛、畏光、流泪、睁眼困难、视物模糊,甚至会发生角膜溃疡。本病只要及时接受正规治疗是可以治愈的,不会影响视力,也不会导致失明。

（三）电光性眼炎的紧急处理

（1）眼睛迅速移至无强光处。

（2）检查眼睛流泪、红肿、疼痛的情况。

（3）立即嘱伤者闭眼,再用冷毛巾敷眼部,用清洁的母乳或新鲜牛奶滴眼止痛,每只病眼滴 3～5 滴,闭眼 3～5 分钟,每 2 小时一次。

> ### 知识链接
>
> #### 母乳滴眼有什么作用呢？
>
> 母乳有缓解眼痛及畏光流泪的作用,母乳中所含抗感染成分包括免疫球蛋白、糖蛋白、酶类、低聚糖、脂肪酸,还有一系列的免疫细胞和免疫因子、维生素 C 等。故清洁乳汁点眼时其中的免疫球蛋白具有抗感染作用,维生素 C 可促进角膜上皮的修复。

（4）安抚陪护，观察患者的症状有无改善。

（5）若症状严重不能缓解，立即陪同患者去医院就诊。

（四）电光性眼炎的救治注意事项

（1）如使用眼药水，要注意牛奶与眼药水或眼药膏不能同时滴入，应稍有间隔。

（2）治疗期间应戴有色眼镜，减少光的刺激，尽量闭目休息。

（3）在眼部受伤期间应避免户外活动，防止眼睛再度受到伤害。

（五）电光性眼炎的日常预防

（1）正确使用紫外线灯，在开启紫外线灯管消毒时不要直视发光的灯管，开启后立即关闭门窗，离开消毒场所。

（2）加强安全宣教，从事电焊的工作人员要自觉做好职业防护，公众应避免直视电焊弧光。

（3）平时做好紫外线防护，不要在日照时间长的地方长时间逗留，外出活动时一定要佩戴好墨镜。

五、耀眼的"弧光"，隐藏的危害

六、老年人头部撞击需警惕

　　邻居张老伯 2 年前脑梗死留下腿脚不便的后遗症，平时磕磕碰碰的意外时有发生，也不当回事。几周前在商场门口又不小心摔倒了，头磕到了商场的玻璃门，当时身体四肢活动自如，也无外伤，只有头部感到微微疼痛，无出血也无昏迷，这次他照常没当回事。3 周后张老伯却因头痛、呕吐被女儿送到医院急诊，被诊断为"慢性硬膜下血肿"。

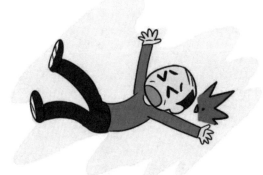

(一) 什么是硬膜下血肿

人体的脑组织表面覆盖着三层膜,从外到内依次是硬膜、蛛网膜和软膜。位于硬膜和蛛网膜之间的血肿,称为硬膜下血肿,占颅内出血的 50% 以上。急性硬膜下血肿一般由较重的头部外伤引起,在外伤 3 天内发生;而慢性硬膜下血肿绝大多数只有轻微头部外伤史,多见于老年人,在外伤 3 周后发生。

(二) 硬膜下血肿的临床表现

(1) 急性硬膜下血肿:出血快、血肿迅速增大、立刻丧失意识并陷入昏迷。

(2) 慢性硬膜下血肿:少量持续性出血,逐渐压迫大脑出现头痛、呕吐、表情淡漠、记忆力下降、肢体麻木、偏瘫、失语、意识丧失甚至死亡。

> ✐ 知识链接
>
> ### 慢性硬膜下血肿对老年人的危害
>
> 慢性硬膜下血肿被认为是"在所有头部受伤中最致命的",其危险性在于症状隐匿,因为小静脉破裂后导致少量持续的出血,不断压迫大脑,累积到一定程度时才出现血肿压迫的症状和体征,可在跌倒数天或数周后才出现,患者初期很难在短时间内发现该病。因此,如遇头部被意外撞击,即使当时并没有明显的不适症状,也切不可大意,尤其是老年人!

（三）治疗方式

（1）药物治疗：使用脱水剂降低颅内压，使用止血药减轻慢性出血。

（2）手术治疗：硬膜下血肿范围超过 10 毫米，或者中线位移超过 5 毫米的患者，都需要手术治疗。钻孔术是硬膜下血肿的首选手术方法。

（四）老年人头部受撞击后的紧急处理

（1）头部受撞击后，意识清醒者应及时向周围人员呼救，立即拨打 120 急救电话。

（2）如果陷入昏迷，围观者应将伤者原地缓缓放平，切忌搬动，有呕吐者头偏向一侧，防止窒息。

（3）密切观察伤者的脉搏、呼吸、瞳孔、意识等生命体征情况。

（4）伤口处理：如头部外伤有活动性出血，应进行止血包扎。

（五）硬膜下血肿的预防措施

（1）老年人在日常活动及体育锻炼时，体位改变要缓慢，避免头部发生磕碰。

（2）老年人应注意家中进行适老化改造，使用辅助器具，避免跌倒。

（3）避免在人群多的地方活动锻炼，以免发生碰撞。

（4）避免单独出行，冬春季及雨雪天出行时需注意穿防滑的鞋子，避免滑倒；如需外出可佩戴帽子，既美观保暖，又可以保护头部。

（5）不听信虚假药物宣传，不乱用活血化瘀药物（如丹参滴丸、三七粉等）。

（6）长期口服抗凝药物时，如出现牙龈出血、鼻腔出血、便血、皮下出血等情况，需及时就医。

（六）硬膜下血肿的救治注意事项

（1）老年人即使是遭遇到不严重的头部撞击，当时意识清醒，也不可掉以轻心，都要及时到医院进行诊治。

（2）如是饮酒后不小心跌倒，撞击到头部，要高度警惕意识的变化。

（3）在移动或搬运伤者时尽量减少其头部的活动。

七、锐器刺穿胸腹部怎么办

有些电影中会出现"持刀抢劫"的场景,这一幕往往是被害人被刺伤,躺倒在血泊中,一脸痛苦的表情。这时警察将"凶手"当场截获并捉拿归案。接着镜头移向旁人惊慌失措的表情后,立刻切换到了医院……

这缺失的"现场救治"的场景会是怎样的呢?

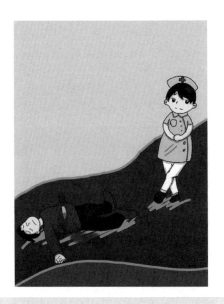

（一）什么是锐器伤

锐器伤，也称为锐器创，是由刀缘或锐利尖端的物体刺入人体造成的损伤，常导致皮肤、皮下组织甚至脏器破裂。常见的锐器有刀、斧、剪刀、匕首、玻璃片、金属片等。根据锐器的种类及其着力的方式不同，可将锐器伤分为切创、砍创、刺创及剪创。

（二）锐器伤后表现

锐器伤后可引起被刺部位出血、疼痛，严重者可发生胸闷心慌、面色苍白、呼吸困难、失血性休克甚至死亡。

锐器伤后并发症：①如伤至胸部，可发生血胸、气胸等。②如伤至腹部，可导致腹部内出血或腹膜炎等。③创伤性休克。

（三）被锐器刺伤者的紧急处理

（1）"二不一除"：不移动身体、不拔出锐器，解除伤者紧张情绪。

（2）呼叫：立即拨打120急救电话，告知意外发生的地点、伤者人数及现场情况，可与120急救中心保持通话，寻求电话帮助。

（3）体位：给予伤者半卧位或仰卧位，下肢屈曲，尽量不要咳嗽，禁食禁水。

（4）止血：伤口近心端用干净布条或皮带绑扎止血，如内脏有外露，可用干净的布托举。

（5）陪伴：密切观察伤者的心跳、呼吸等情况，适当进行言语交流，减轻伤者的焦虑感，直至专业急救人员到场。

> ⚮ 知识链接
>
> 　　锐器伤后在非手术治疗期间,要严密观察伤者的生命体征,随时检查;一旦出现手术指征,应及时手术,以免延误病情。

(四) 锐器刺伤急救时的注意事项

　　(1) 尖锐物刺伤人体,伤口虽小,但深度不定。如刺在胸、背、腹部,还可能出现内脏损伤、血管破裂、脏器被刺破,危险性极大,所以不能随便拔除,避免引起大出血,造成二次伤害。

　　(2) 胸背部刺伤可能会造成开放性气胸,应先用干净的辅料压在伤口上,或用保鲜膜或塑料袋三边封固包扎。

　　(3) 腹部刺伤肠管脱出不可送回腹腔内,可先用消毒纱布或者干净的布覆盖伤口,然后用干净碗扣住肠管,再包扎、固定。

　　(4) 给予伤者原地半卧位或仰卧位,下肢屈曲,不要随意搬动,等待救援。

　　(5) 嘱伤者尽量不要咳嗽、禁食禁水。

　　(6) 安抚伤者情绪,保持周围环境安静。

八、发生骨折应该如何正确处置

在日常生活、户外运动、旅游途中,意外损伤随时可能发生,一旦发生骨折,一定要学会正确的处理方法,否则会加重损伤,造成残疾甚至危及生命。因此学会一些骨折急救小常识,发生意外时可采取急救措施,对自己和他人都是至关重要的。

小周是学校篮球队的主力队员,在参加校际比赛时,在抢夺球的过程中由于用力过猛,他重重地摔倒在地,左脚剧痛不能站起,队友们迅速将他抬到场外并送医院救治,诊断为"左胫、腓骨骨折"。

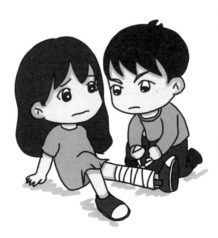

在意外现场的我们可以做些什么来帮助小周呢?

（一）什么是骨折

骨折是指骨的完整性和连续性被中断,当骨骼可承受的力量超过自身能承受的最大强度时,就会发生骨折。临床中常见的是创伤性骨折。骨折的成因包括直接暴力、间接暴力和疲劳性骨折。

⑧ 知识链接

你知道最致命的骨折是什么吗?

骨盆骨折是创伤骨科最复杂、最严重的骨折之一,主要由交通事故、重物压砸或高处坠落所致。其发生率仅次于脊柱和四肢骨折,致残率高达 4%～20%,病死率达 3.4%～42%。骨盆骨折常伴大出血休克,简单的骨盆骨折出血可达 1000 ml,腹膜内血肿容量可达 2000～4000 ml。

（二）骨折的临床表现

肢体畸形,呈现短缩、成角、旋转等。受伤肢体移动时剧痛、局部皮肤出现肿胀或瘀斑、受伤肢体活动受限、受伤肢体的手指或足趾有麻木感甚至无感觉。

（三）骨折的治疗

（1）手术治疗:切开复位 + 固定（内固定、外固定）。
（2）保守治疗:药物 + 外固定。

（四）骨折的紧急处理

（1）评估现场环境是否安全,将伤者移到安全的场地中。
（2）评估伤者的情况,如意识、呼吸、脉搏、出血情况、颈椎活动度等。一旦伤者的心跳、呼吸停止,应立即行心肺复苏术。

(3)拨打120急救电话:简要描述患者情况,等待专业急救人员到来。

(4)止血包扎:出血量少,利用干净的布条或衣服压迫止血,再适当缠绕包扎;如出血量较大,可采用宽布条自制止血带结扎止血。

(5)固定:妥善固定伤肢。采用夹板或能取到的硬质材料如木板、树枝等;也可利用自身固定,如上肢可固定在躯体上,手指可与相邻的其他手指固定,尽可能保持伤肢伤后的位置。患处制动,尽量抬高受伤部位。

📎 知识链接

哪些情况必须迅速就医?

(1)伤势较重。

(2)疑似合并有其他部位损伤如头、颈、背部等。

(3)骨骼刺破皮肤外露。

(4)血液从伤口喷射而出,压迫数分钟后仍出血不止。

(5)受伤部位感觉丧失,远端部位失去温度。

(五)骨折急救时的注意事项

(1)首先检查患者的意识、呼吸、脉搏等情况,及时处理严重部位的出血。

(2)重视颈部及脊柱的检查,做好颈椎及脊柱的固定,不要随意搬动伤者。

(3)切不可为减轻疼痛,用手揉捏、按摩或热敷受伤部位。

（4）一定要记录开始使用止血带的时间，每隔 40～60 分钟应放松 1 次，每次 1～5 分钟，总时长不宜超过 2 小时。

（5）四肢骨折固定要先固定近端后固定远端，不可颠倒顺序。

（6）骨折现场急救的"三不"黄金法则：不复位、不盲目上药、不冲洗。

九、接吻也要小心哦

　　热恋中的情侣在公园里散步、聊天。情到深处，两人相拥接吻，难舍难分。突然，男孩感觉女孩的身体慢慢地往下滑……

　　突然发生的晕厥是日常生活中比较常见的突发状况，如果能够掌握一些最基础的急救方法，对于良好预后是能够起到关键作用的。

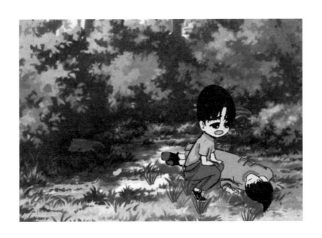

（一）什么是晕厥

晕厥是指一过性全脑血液低灌注导致的短暂意识丧失（transient loss of consciousness，TLOC），特点为发生迅速、一过性、自限性并能够完全恢复。发作时因肌张力降低、不能维持正常体位而跌倒。晕厥发作前可有先兆症状，如黑蒙、乏力、出汗等。

接吻发生晕厥可能是男性压迫到了女性颈部一个特殊的位置所致，这个位置叫作颈动脉窦。颈动脉窦体表的定位在喉结旁5～6厘米处，是颈内动脉的起始部；是全身压力感知的位置，也叫作压力感受器。此处的血管管壁比较薄，对机械性压力感受明显，一丁点的压力就可以反馈给中枢神经系统，从而导致心跳减慢和血压下降，医学上称之为神经介导的反射性晕厥。

（二）晕厥的临床表现

（1）晕厥前期：晕厥前期出现短暂的、显著的自主神经症状和脑功能低下症状，如头晕、出汗、面色苍白、视物模糊、耳鸣、乏力、上腹部不适等，可持续数秒至数十秒。

（2）晕厥期：眼前发黑，站立不稳，短暂意识丧失而倒地，数秒至数十秒后迅速苏醒。有时发病者可能听到声音或看到模糊轮廓，但更常见的是意识及反应的丧失。发作时可伴心率、血压下降，瞳孔散大，肌张力降低，偶有尿失禁。

（3）晕厥后期：患者一旦处于平卧位，则脑血流恢复，面色开始恢复正常，意识转清，但仍有面色苍白、恶心、出汗、乏力或不适等症状，并可有头痛。较重者可有遗忘或精神恍惚。

（三）晕厥的紧急处理

（1）当身边的人突然发生头晕、眼黑、站立不稳时，应该立即上前扶住他，并帮助他就近平躺下来。

（2）将衣领扣子解开，如果有领带的先松开领带，腰带也要放开；如果是女性，应该将内衣扣松开，这样可以帮助其呼吸顺畅。

（3）有些在晕厥时还会伴有呕吐，这种情况下应使其头部偏向一侧，防止呕吐物被误吸入气管引起窒息；如果有活动的义齿应立即取出。

（4）可以用手指去掐患者的人中或是手掌的虎口处，或者是用风油精涂抹太阳穴处。

（5）如果患者神智恢复，不应立即让他（她）起身坐着或是站立，以免晕厥再次发生。

（6）在第一时间拨打 120 急救电话，尽快获得专业人员的救助。

🅔 **知识链接**

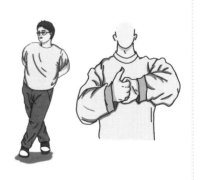

物理治疗是反射性晕厥的一线治疗方法。肢体加压动作是临时措施，双腿或双上肢肌肉做等长收缩（双腿交叉，双手紧握，同时上肢紧绷，见图右），可以增加心输出量并升高血压，可避免或延迟意

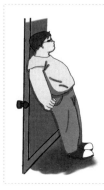

识的丧失，在有晕厥先兆且时间充分时运用常有帮助。但不推荐用于老年患者。

家庭倾斜训练也可以减少复发（见左图）。训练方法：患者斜靠在墙上，脚后跟离墙边 20 厘米，倾斜站立 20 分钟（以不发生晕厥为度），本方法可以调节患者的神经反射，预防晕厥的发生。

（四）晕厥处理时的注意事项

（1）晕厥发生时，救助者要保持镇定，不要紧张，并立即拨打 120 急救电话。

（2）将晕厥者就地平卧，头后仰，注意保暖。

（3）呼唤并观察晕厥者，未明确情况前，不可剧烈摇晃意识不清的晕厥者；可轻拍其肩膀呼唤，发现嘴角有呕吐物应将头偏向一侧，防止窒息。

（4）救助者要注意观察晕厥者的脉搏、呼吸频率与节律变化，如出现心搏、呼吸骤停，在等待 120 救护车的同时立即实施心肺复苏。

十、警惕"触电危险"

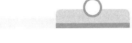

在日常生活中,触电事故时有发生。案例一:辽宁阜新一居民小区地下停车场发生漏电事故,现场造成4人死亡;案例二:天津西青区一公司发生一起触电事故,造成1人送医院抢救无效死亡;案例三:天津滨海新区一公司,1名操作工因触电死亡……遇到此类事件,我们应该如何进行现场急救呢?

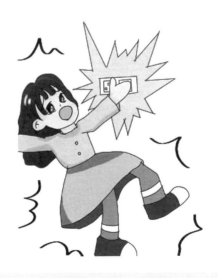

（一）什么是电击伤

电击伤俗称触电，是指一定量的电流通过人体引起全身或局部的组织损伤和功能障碍，甚至发生呼吸、心搏骤停的疾病。

（二）电击伤的表现

轻者立刻出现惊慌、呆滞、面色苍白，接触部位肌肉收缩，且有头晕、心动过速和全身乏力；重者出现昏迷、持续抽搐、心室颤动、心跳和呼吸停止。

（三）电击伤的紧急处理

（1）评估现场：发现触电者，如果附近有电闸，应立即关闭电闸，使患者迅速脱离电源。在尚未切断电源时，施救者切勿以手直接接触伤员。如果电闸较远，应立即用不导电的干木棍或干竹竿等将电源拨开（重点提示：此方法只适用于干燥环境下施救）。

（2）判断意识：脱离电源后立即检查触电者的意识及心肺情况，如心跳和呼吸已停止，急救者应立即采取人工呼吸和胸外心脏按压，并同时拨打120急救电话。

（3）创面处理：电灼伤创面的周围皮肤用消毒剂处理后用无菌材料包扎，减少污染；如有外伤，行止血包扎。

> 🔗 知识链接
>
> 不要用潮湿的手或布触碰电器外壳、电线、插头等。不要在电线上晾晒衣服。及时发现电线、开关、插座等物品的破

损,并进行检修和更换。发生触电后要密切监护触电者,有些严重触电患者当时症状不重,但在 1 小时甚至数小时后病情可突然恶化。

(四) 电击伤的注意事项

(1) 发现有人触电应设法使其尽快脱离电源。

(2) 使触电人脱离电源的同时,还应防止触电人脱离电源后发生二次伤害,如预防触电人在解脱电源时从高处坠落。

(3) 在浴室或潮湿地方,救护人员要穿绝缘胶鞋、戴胶皮手套或站在干燥木板上,以保护自身安全。

(4) 夜间发生触电事故时,切断电源会同时使照明失电,应考虑切断后的临时照明,如准备应急灯等,以利于救护。

(5) 所有电击伤者均应经医学鉴定。

十一、长发女工的杀手——头皮撕脱伤

　　在工厂工作时，特别是在操作车床时，很容易出现因女工发辫卷入转动的机器而产生头皮撕脱。李阿姨就因为一头长发，招来一场"灭顶之灾"。事发在一个普通的工作日，李阿姨坐在机床前熟练地打开高速钻机，一片锡箔纸掉落，她俯身去捡。突然！感觉有个力量扯着她的头发！还没有来得及反应，一阵剧痛撕心裂肺地袭来，一声惨叫。工友们飞奔着拉闸刀、断电！很快，机器停下来了，但此时的她，已经痛得没有了知觉。只见一片血肉模糊，头皮连着头发掉在了地上！随后，李阿姨被送进了急诊，诊断为"头皮撕脱伤"，需要紧急进行手术。

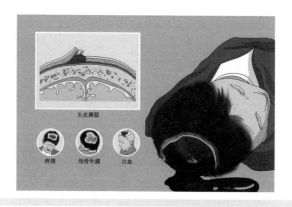

头皮撕脱

疼痛　　颅骨外露　　出血

(一) 什么是头皮撕脱伤

头皮撕脱伤常发生于女性,因长发被卷入高速转动的机器或皮带中,导致头皮全部或部分撕脱,严重者可连同前额、眉、上睑及耳等被一并撕脱。通常撕脱平面在帽状腱膜和颅骨膜之间,但颅骨膜有时也会连同头皮一同被撕脱。

(二) 头皮撕脱伤的表现

表现为头皮出血、头发缺失、头皮肿痛或感染等,常并发头皮感染、帽状腱膜下脓肿、骨髓炎、休克等。

(三) 治疗方式

头皮撕脱伤通常需行手术治疗,如头皮撕脱不严重者,可行头皮再植术;头皮小块撕脱可行头皮转移与缝合术;如头皮大面积缺损伴颅骨与硬脑膜缺损者,清创时需先修补硬脑膜与颅骨,待肉芽组织生长后再行植皮。

(四) 头皮撕脱伤的紧急处理

(1) 应立即关闭机器,停止机器的运转。

(2) 评估伤者伤情,并判断颈椎是否受伤。如果伤员呼吸、心跳已停止,应立即行心肺复苏术。

(3) 撕脱的头皮应隔水低温保存。

(4) 立即拨打 120 急救电话。

(5) 采取急救措施:

A. 检查受伤部位、创面情况及出血量。

> **🎗 知识链接**
>
> 出血量大时要注意患者发生创伤性休克。
>
> 头皮撕脱伤由于创面大,出血多,极易发生创伤性休克。
>
> 早期识别创伤性休克的具体标准如下:①有休克的诱因,即受伤病史;②意识障碍;③脉搏>100 次/分或不能触及;④四肢湿冷、皮肤花斑、黏膜苍白、少尿或无尿;⑤收缩压<90 mmHg;⑥脉压差<20 mmHg;⑦原高血压者收缩压较基础水平下降>30%以上。

B. 创面处理:将未完全撕脱的头皮复位覆盖在创面上。

C. 止血包扎:使用无菌敷料局部加压包扎止血。

(五)头皮撕脱伤的救治注意事项

(1)头皮血供丰富,出血量大,陪伴者要保持情绪稳定,切勿慌张。

(2)避免伤口感染,不要在伤口上涂抹各种粉剂、药粉等。

(3)撕脱下来的头皮必须妥善保管,保持干燥。保存方式:放在两层新的塑料袋内,将外口扎紧以防漏水,然后放在保温容器内,保温容器内放冰块以降温,尽快将容器随同伤者一起送到医院。

(4)如伤者出现口干,不可喂食喂水(手术需要禁食禁水),为入院后手术做好准备,等待专业救护人员的到来,尽快输液补充血容量。

(5)应尽快将伤者转移至有救治能力的医院,争取在 12 小时内行清创手术,以提高头皮皮瓣再植的成功率。

十二、发生溺水该怎么救治

　　根据世界卫生组织（WHO）的统计，全球每年约有 37 万人死于溺水，意味着每小时有 40 多人因溺水而失去生命。每年夏天是溺水的高发期，在青少年意外伤害致死的事故中，溺水是头号杀手。如果我们遇到这种情况，我们应该如何自救和施救呢？

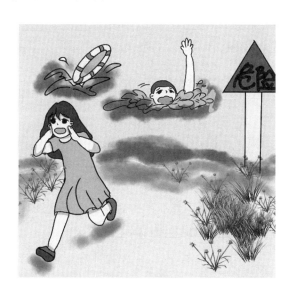

（一）什么是溺水

溺水是指人淹没于水或其他液体中，由于液体、污泥、杂草等物堵塞呼吸道和肺泡，或因咽喉、气管发生反射性痉挛，引起窒息和缺氧，肺泡失去通气、换气功能，使机体所处于的一种危急状态。

> **知识链接**
>
> 溺水是被水淹没导致原发性呼吸系统损伤，引起人体缺氧窒息的急症，多见于儿童及青少年人群，多出现于夏季，多发生在游泳场所、海边、江河、湖泊、池塘等处。

（二）溺水的表现

面色青紫肿胀、眼球结膜充血、四肢发凉、意识丧失、呼吸停止或大动脉搏动消失。

（三）溺水的紧急处理

1. 自救

（1）落水者立即屏住呼吸，踢掉双鞋，放松肢体。感觉上浮时尽量保持仰卧位，使头后仰，待口鼻露出水面，用嘴吸气，用鼻呼气。

（2）保持镇静，不要手脚乱蹬拼命挣扎。当救助者出现时，落水者切忌盲目抓或抱救助者的身体。

2. 施救

（1）高声呼救，拨打 120 急救电话。

（2）尽快将溺水者打捞上来。不会游泳的施救者利用身边的材料,如树枝、竹竿等至落水者前方,嘱其牢牢握住后用力拉上岸;会游泳的施救者下水后迅速接近落水者,从其后面靠近,不要被慌乱挣扎中的落水者抓住。

（3）保持落水者呼吸道通畅,取侧卧位,松开衣领,迅速清除口鼻内异物（如淤泥、杂草等）。轻拍背部使其口鼻自动排出液体,立刻实施人工呼吸。

（4）有意识者用干毛巾自四肢、躯干向心脏方向摩擦,以促进血液循环;无意识者密切监测其脉搏、呼吸情况,如有异常立即行心肺复苏术。

 知识链接

早 期 除 颤

如果在意外发生场所配备有自动体外除颤器（AED）,当确定溺水者无意识、无心跳、无呼吸后,在行心肺复苏的同时应尽快使用除颤器进行抢救。

（四）溺水的救治注意事项

（1）路人发现溺水者,应高声呼救,拨打 120 向救援人员求助,千万不要徒手下水救人。未受过专业救人训练或未领有救生证的人员,切忌轻易下水救人。谨记一点:会游泳并不代表您会救人。

（2）游泳时如发生小腿抽筋,应立即游上岸,擦干身体。如抽筋剧烈,无法游回岸上,应沉着镇静、不要慌张,呼人救援,或自己漂浮在水面上,控制抽筋部位。通常经过休息后抽筋的肌肉可自行缓解,随后上岸休息。

十三、手扶电梯会"咬人"

　　城市里高楼林立,大型商场环绕其间,给人们的生活带来了极大的便利。这样的生活都少不了电梯这一现代交通工具的运行。电梯的诞生给人们带来了便利和幸福。但近年来,也屡屡听闻手扶电梯"咬人""吞人"事件的发生。如有女孩的长裙被卷入电梯,造成电梯故障及女孩受伤;有儿童的胳膊、手、脚趾被电梯"咬断""夹伤";有手扶电梯突然逆行造成多人受伤等。还有更严重的,在 2015 年的某天,

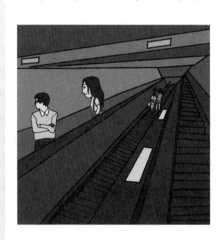

一名年轻女子牵着一个小男孩上手扶电梯时,她用手托着小男孩的腋下,准备将他放在身前的踏板上时,突然她脚下的踏板被掀开,女子一下子跌进空洞。此时的她奋力将孩子托出,自己却被卷进黑洞……

自动手扶电梯是指带扶手和链圈移动的台阶式电梯,一般常见于商场、医院、候车厅、机场、地铁站等人流量较多的场所。自动手扶电梯可以节省人上下楼的体力,给人们的出行带来方便。

(一)自动手扶电梯的隐患

(1)梯级与围裙板之间的间隙。衣物、头发可能被卷入造成事故,更多事故是小孩子把脚、手伸入其间而受到伤害。

(2)梳齿与梯级的间隙。事故多发于"熊孩子"在电梯边玩耍,手指被卡入造成伤害。

(3)撞梳齿,撞梯级。有人乘梯时不是好好站着,而是喜欢把身体倚靠在护壁板上,扶手传送带入口也会咬人。

(4)扶手传送带使用不当也有隐患。当小孩子将扶手当滑梯或觉得运转的扶手好玩时,被带起后摔落于地,造成伤亡。

(5)楼层夹角/交叉排列扶梯夹头、撞头;头或手伸出扶梯头、手被夹造成严重伤害。

(6)踏板有裂缝或高低不平时,踏板被掀起,而掉入空洞卷进电梯造成严重后果。

(二)自动手扶电梯坠落的现场急救

(1)发现险情立即按下电梯下方的红色紧急停止按钮,切断电源开关,踩住扶手下方的黑橡胶。

(2)身体任何部位被卡住时,尽量不要移动,如果要移动时注意动作要轻、慢、稳。

(3)请周围人帮助拨打120急救电话。

(4)现场管理人员协助伤者做简单的包扎和固定。

(5)判断伤者的意识、脉搏、呼吸等情况,如有异常及时行心肺复苏术,同时给予心理支持。

知识链接

乘坐自动手扶电梯安全细则

（1）上下自动手扶电梯时不要犹豫、不要看电子产品或书籍,以防摔跤。

（2）不要在手扶电梯上大声喧哗,儿童不要在电梯上逗留、逆行、蹦跳、玩闹等,防止意外事故的发生。电梯扶手槽容易夹手,不能乱抠。

（3）儿童、老人乘坐手扶电梯时必须有人陪同,不要踩在黄色安全线上。

（4）不要将头、手、脚伸出电梯外侧,以防被夹住。

（5）不能乱扔垃圾在电梯上,或将雨伞尖、高跟鞋鞋跟、拐杖等硬物伸进电梯的缝隙和梳齿板中,以防被电梯卡住。

（6）不要将大件包裹、行李箱、婴儿车等单独置于电梯上,以防翻滚下电梯伤及其他人。

（7）上下电梯时应一手抓牢扶手,以防电梯故障突然停止,身体因惯性向前倾斜而摔倒。

（8）按秩序乘坐手扶电梯,不推搡,不争先恐后,人与人之间保持一定的距离,以防摔跤后发生踩踏事件。

（9）不要依靠电梯挡板,以防衣物和头发被夹住造成严重伤害。女生更应注意长裙的摆放。

（10）不要在手扶电梯出入口停留,如聊天、嬉戏、奔跑等,以防踏板被掀开,掉入空洞中,造成人身伤害。

（11）离开手扶电梯时,及时将手离开扶手,以免被带入摔倒。更不能让儿童将其作为滑梯玩耍,以防造成严重后果。

（12）如果发现手扶电梯运行异常，应尽早告知管理人员，并第一时间摆放警示标志。

（三）自动手扶电梯事故的急救注意事项

（1）当有人呼救时，应立即按下紧急按钮，切断电源，并通知现场工作人员和拨打 120 急救电话。

（2）伤者救出后，评估其心跳、呼吸、瞳孔、意识、肢体活动等情况，如有异常应及时行心肺复苏术。

（3）受伤者常伴有"电梯吞人"的后遗症——恐慌，在营救时给予心理安抚，陪护在旁直至急救人员到达现场。

十四、掉入深井，如何自救

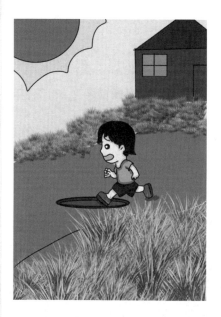

又是一年的暑假来临了，隔壁老黄组织朋友们去农家乐游玩避暑。傍晚，大人们都坐在庭院里乘凉，小孩子们则高兴地在一旁玩起了"躲猫猫"的游戏。老黄12岁的侄女红红在"躲猫猫"的过程中一不小心踩坏了农家乐水井上盖着的石棉瓦，掉进了井深15米、水深3米的深水井里。恰好有人经过水井，听到了孩子的哭声，红红被及时解救了上来。

生活中，有些意外就是在不经意间发生了。当我们落入深井，应该如何自救呢？

（一）什么是深井

深井是一种深度超过 7 米的井，或竖直的深孔，如矿井或深坑。

（二）落入深井的后果

意外落入深井，全身多个部位可有外伤，如擦伤、扭伤、高坠伤、骨折，甚至可因深井内缺氧、或因溺水而导致落入者发生昏迷，甚至丧命。

（三）掉入深井的现场急救

（1）冷静：由于深井内空气稀薄，因此要保持头脑清醒、冷静，不要反复跳跃、大声尖叫。

（2）应对：如果掉入枯井，一旦受伤，应寻找身边可用的棉布材料给自己暂行包扎伤口；如果掉入了水井，双脚尽量撑住井壁或放松全身浮出水面。

（3）救助：间歇、大声呼救；使用电子设备求救或利用身边物体敲打井壁传声以引起路人注意。

（4）营救：现场人员一旦救出落井人员应及时评估受伤者的意识、心跳、呼吸情况，如无法测出应立即行心肺复苏术，直至 120 急救专业人员到场。

> 🔗 **知识链接**
> ### 深井发生事故的特点
> （1）潜在危险因素不易被发现。
> （2）事故发生时能见度低。

（3）空气补给困难。

（4）事故救援时空间受限较多。

（5）救援难度大，危险较多。

（四）掉入深井急救的注意事项

（1）由于井口窄、井深，人的大脑会缺氧，要保持冷静，保存体力，间歇大声呼救，等待获救机会。

（2）察看周围环境，利用一切可利用的资源敲击井壁来传声，或腾出一只手将随身物品抛到地面引起路人注意。

（3）因为井里通常无信号，可尝试拨打紧急呼叫电话或编辑短信于亲人，等待信号通畅时发出。

（4）如果掉入水井，井水很深，双脚尽可能地蹬在井壁，双手扣住井壁缝隙，使身体不再往水下沉。然后高声呼救，吸引过往行人的注意。

（5）如不会游泳，千万不要慌乱，因为井水的密度大于人体。可放松全身面部朝上，头向后仰，双脚交替向下踩水，手掌拍击水面，让嘴露出水面，呼出气后立刻使劲吸气。

十五、升降电梯突然下坠，冷静处理可自救

随着时代变迁，电梯已然成为我们生活中不可或缺的工具。但近年来，全国各地频发电梯安全事故，电梯竟然成为"夺命杀手"。某日，福州一名女子在乘坐小区电梯下楼时电梯突然发生故障，从35楼急速下降至12楼，此时她处事不慌地采取了有效的自救措施，幸运地躲过了这一劫。但不是每一次电梯都会听从"按键"的指令，在 2015 年 7 月 15 日，沈阳某写字楼的电梯失控从 27 楼直接坠落到了一楼，事故最终导致 12 人受伤，多为腰椎、股骨等骨折。如果是我们遇到这惊恐的瞬间，我们又该如何自救呢？

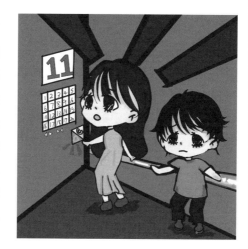

（一）升降电梯故障原因

升降电梯在实际使用过程中,有很多因素可能造成轿厢超速或坠落,主要有以下几种原因:①人员超载;②电梯装修后导致平衡系数过小;③曳引轮或钢丝绳严重磨损导致曳引力不足;④制动器发生机械故障或者闸瓦严重磨损导致制动力不足;⑤电梯控制系统失灵;⑥钢丝绳断裂等。轿厢坠落事故是电梯故障种类中最严重的情况,一旦发生,往往会造成人员伤亡。

（二）升降电梯坠落的危害

当电梯急剧下降时,会产生失重状态,在坠落时人体可因重心不稳而摔倒,坠落着地时的冲击力可导致骨折。

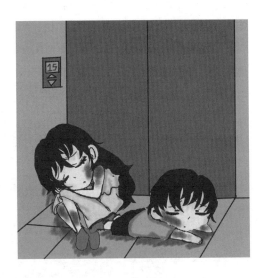

（三）升降电梯坠落的现场急救

（1）首先让自己保持冷静,不要惊慌、尖叫或采取过激行为。

（2）转移到角落,远离电梯门。

（3）采取正确的姿势,让整个背部和头部紧贴电梯内壁,膝盖弯曲、脚尖踮起,下肢如"弹簧"状。若电梯有扶手,最好紧握扶手;无扶手时,就双手抱颈。

（4）按警铃或接通语音通话,等待救援。

🔗 知识链接

受困人员在自身条件许可的情况下,可采取下列顺序方法对外传递相关信息:

（1）利用电梯轿厢内的紧急报警装置,将受困信息发布给电梯使用单位或电梯所在的大楼管理机构或电梯维护保养单位。

（2）利用自己的电话,拨打电梯轿厢内公布的救援电话,将救援信息发布给电梯使用单位或电梯所在的大楼管理机构或电梯维护保养单位。

（3）通过直接喊话的方式,将救援信息发布给电梯外面的人员。

（4）利用自己的电话,直接拨打110、119电话,将救援信息发布给公安、消防部门。

（5）只有在无法使用上述方式实现救援信息发布时,才可以通过敲打电梯的方式,发布救援信息。

（6）不应自行试图拔开电梯门,应耐心等待救援。

（四）升降电梯坠落时的急救注意事项

（1）当电梯发生故障时,千万不要惊慌和乱喊,应保持镇定,保存体力,采取正确的措施等待救援,将伤害降到最小。

（2）当电梯发生故障时,可长按电梯内的应急按钮通知监控室。

（3）当电梯急速下坠时将所有楼层按钮按一遍并不靠谱。因为电梯按钮也可能会失灵,电脑控制系统要逐一做出反应也需要时间,所以,按通警铃才是应该作出的最快反应。

（4）当电梯急速下坠时,应采取正确姿势自救:头背紧贴电梯壁,手抱脖颈半蹲下或一手握紧扶手。这样可以将人相对固定,不会使人体因重心不稳而摔倒,同时借膝盖弯曲来承受冲击力,防止骨折。此外,电梯急停时冲击力很大会把人反弹回来,所以手抱颈、坠地前不起跳,可避免头部受伤。

（5）当电梯突然停下,电梯门无法正常开启时,受困人员可利用通信工具联络救助人员或按"紧急呼叫"按钮求救。如警铃无回应、手机无信号时,可拍打电梯门或脱下鞋子敲打电梯,引起外面人员的注意。

（6）当接通电梯轿厢内的应急电话后,需提供轿厢内被困人员的人数及健康状况、轿厢所停位置,以便于救援工作的开展。

（7）当被困人员解困后,应评估伤者的心跳、呼吸、意识、全身损伤等情况,第一时间固定颈部及四肢骨折处,简单包扎止血,不要随意移动伤者。应及时拨打120急救电话送医救治。

十六、谨防冬季杀手——一氧化碳

据统计，美国每年约有 2 700 人死于一氧化碳中毒。我国每年死于一氧化碳中毒的人数可能更多。发生一氧化碳中毒的原因多为燃煤取暖、炭火取暖、煤气热水器使用不当、煤气泄漏、吸入汽车尾气等，多见于北方城市的冬春季节。每当冬季来临时，一氧化碳中毒事件就频发，因此一氧化碳也被称之为"冬季杀手"。那么如果我们身边有人发生意外，被这"杀手"威胁到了生命健康，我们该如何帮助他们呢？

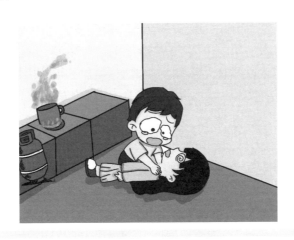

（一）什么是一氧化碳中毒

一氧化碳是含碳燃料不完全燃烧产生的一种无色、无味、无刺激性的气体，一氧化碳经呼吸道吸入人体而引起中毒。

急性一氧化碳中毒是因吸入高浓度一氧化碳所致急性器官缺氧性疾病，可表现为头痛、头晕、乏力、呕吐、心悸、胸闷、昏迷、抽搐等症状，甚至可导致死亡，是全世界最常见的中毒死亡原因。

中毒机制：人体吸入的一氧化碳与血液中的血红蛋白结合形成碳氧血红蛋白，一氧化碳与血红蛋白的结合能力是氧气与血红蛋白结合能力的 200～270 倍，二者结合后可使血红蛋白丧失携氧能力，造成组织缺血缺氧，尤其对大脑皮质的影响最为严重。

（二）一氧化碳中毒的表现和危害

（1）轻度中毒：头痛、头晕、乏力、恶心、心悸、四肢无力。此时脱离中毒环境，吸入新鲜空气，症状可很快消失。

（2）中度中毒：除轻度症状外，出现浅昏迷、脉搏加快、皮肤多汗、面色潮红、口唇呈樱桃红色。如能及时脱离中毒环境，加压给氧，多可在数小时后清醒。一般无明显并发症。

（3）重度中毒：深度昏迷、抽搐、呼吸困难、呼吸浅而快、面色苍白、四肢湿冷、周身大汗、大小便失禁、血压下降，可因脑水肿、呼吸循环衰竭而死亡。

🔗 **知识链接**

急性中、重度一氧化碳中毒后进行高压氧治疗效果显著，介入的时机越早疗效越好，争取在 6 小时内进行首次治疗，能使中毒者预后更好。

（三）一氧化碳中毒的现场急救

（1）打开门窗，立即脱离现场，将中毒者转移至空气新鲜处，松解衣服，注意保暖。

（2）检查呼吸道是否通畅，发现口鼻有呕吐物、分泌物时应立即清除，昏迷者头偏向一侧，保持呼吸道通畅。

（3）迅速呼救，拨打120急救电话，凡中度以上的中毒者均应及时送往医院。

（4）在等待急救人员的间隙，应对中毒者做进一步检查和紧急处理，注意观察中毒者神志、脉搏、呼吸、面色、瞳孔等情况，如发现呼吸与心跳停止，即刻实施人工呼吸，进行心肺复苏抢救。

（四）一氧化碳急救的注意事项

（1）救助者在进入室内时用湿毛巾捂住口鼻，若自己意识到一氧化碳中毒并感到全身乏力、不能直立时，应就地匍匐前行，及时离开现场或打开门窗。

（2）千万不要开灯、使用打火机和火柴等，不要在室内使用电话或手机，不开启任何燃气用具，防止引起爆炸。

十七、被犬咬伤应该如何处理

　　正月初五,正读初二的学生小明跟随爸爸一起去乡下看望爷爷,小明平日上课学习紧张,大半年都没有回爷爷家了,现在过年放假了,想跟爸爸一起去爷爷家住几天。很快就到家门口了,小明抑制不住兴奋的心情,蹦着跳着就跑去推开了虚掩的大门,大声喊着:"爷爷,爷爷,我回来了!"可没想到刚跨进门槛就被迎面扑来的大黄狗扑倒在地,咬住了大腿。小明吓坏了,大声哭起来。爷爷、爸爸闻声赶来后喝退了大黄狗,可是小明大腿上却留下了两个不断冒血的口子,这下爸爸该怎么办呢?

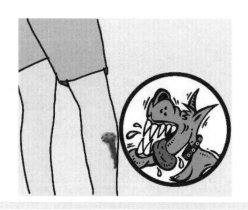

（一）什么是犬咬伤

犬咬伤是指被犬咬伤,咬伤局部出现瘀点,周围组织出现红肿疼痛的一种疾病。被咬伤者如果感染狂犬病病毒,后期可出现烦躁、怕风、恐水、畏光、痉挛抽搐、下肢瘫痪等症状,甚至可危及生命,称为狂犬病。狂犬病是一种严重的急性传染病。

（二）犬咬伤的临床表现

（1）有明确的被犬咬伤史。

（2）有咬伤瘀点,周围组织出现红肿疼痛。

（3）狂犬病严重者潜伏期多在 3 个月左右。典型病例临床过程有前驱、兴奋期、瘫痪期,病程一般不超过 6 天。初起精神不振,微热头痛,食欲不振;继则心中常有恐惧,对声、光、风、痛较敏感,早已愈合的伤口有麻、痒、痛及蚁行感;1～2 日后闻声则惊,轻微刺激即可引起抽搐、烦躁、口渴而不能饮水,极度恐水,闻水、见水、谈到饮水,都能引起咽喉痉挛,且多汗流涎,可出现排尿、排便困难;后期下肢出现瘫痪,恐惧消失,痉挛停止,但表情冷漠,口不能闭,气息低微,继而昏迷,此时预后不良。

（三）犬咬伤的紧急处理

（1）挤血:对于流血不多的伤口,要从近心端向伤口处挤压出血,以利排毒,尽可能地去除病毒。

（2）清洗:就地用大量清水,10 000 毫升以上,或肥皂水冲洗伤口,时间不低于 15 分钟。若伤口较深,则须伸入伤口内进行灌注,清洗时间至少 30 分钟以上。

（3）消毒:冲洗后,再用医用消毒酒精或 50～70 度的白酒涂擦伤口数次,最后再用碘酒擦洗伤口。

（4）冷敷：局部淤血肿胀可用冰袋冷敷，每次不超过 20 分钟。

> ⊘ 知识链接
>
> ## 不同伤口的治疗方法
>
> （1）伤口较大或者面部重伤，影响面容或者功能需缝合的，在完成清创消毒后，应当先用抗狂犬病血清或者狂犬病人免疫球蛋白作伤口周围的浸润注射，使抗体浸润到组织中以中和病毒；数小时后（不少于 2 小时）再行缝合和包扎。伤口深而大者应当放置引流条，以利于伤口污染物及分泌物的排出。
>
> （2）眼部伤口波及眼内时，要用无菌生理盐水冲洗，一般不用任何消毒剂。
>
> （3）口腔伤口处理最好在口腔科专业医师协助下完成，冲洗时注意保持头低位，以免冲洗液流入咽喉部造成窒息。
>
> （4）外生殖器或肛门部黏膜伤口冲洗方法同皮肤，注意冲洗方向应当向外，避免污染深部黏膜。

（四）犬咬伤处理时的注意事项

（1）若伤口流血，只要不是流血太多，就不要急着止血，因为流出的血液可将伤口残留的犬唾液冲走，自然可起到一定的排毒、消毒作用。

（2）犬咬的伤口往往外口小，里面深，冲洗时尽量把伤口扩大，冲洗时水流要急，水量要大。

（3）经过紧急处理后，应立刻将伤者送到医院或防疫站注射狂犬病疫苗、破伤风抗毒素及抗生素。注射时间最好不要超过 24

小时。

（4）如果被患病的犬咬伤，伤口局部会有麻、痒、痛等异常感觉。如果感染了狂犬病毒，早期会出现周身不适、低热、头枕部疼痛、恶心、乏力等酷似感冒的症状，要及时就医。

十八、宝宝意外（烧）烫伤后应该怎么办

在医院的急诊室里，经常会出现这样的场景：家长慌慌张张地抱着被烫伤的孩子紧急就医，孩子衣衫不整，仅用毛巾松松地包裹着。因为疼痛，孩子哭闹不止。当医生打开包裹物时，发现孩子烫伤处已经有了水疱，甚至伤处表皮已破损露出皮下粉色的肉。事实上，如果在发生烧烫伤后，第一时间脱离险境并紧急处理，在家自救，往往能减轻孩子的伤痛，有利于病情恢复，改善预后。

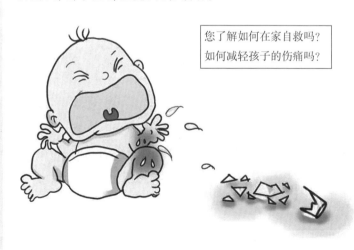

您了解如何在家自救吗？
如何减轻孩子的伤痛吗？

（一）什么是烧烫伤

烧烫伤是指各种热源作用于人体后造成的热损伤。烧伤指火焰、强酸、强碱、生石灰、电灼等热损伤,烫伤指沸水、热油、蒸汽、热铁等热损伤。由于两者都属于热损伤,急救和处置方法也相同,因此在临床上将烧伤和烫伤合称烧烫伤。

烧烫伤是儿童常见的意外伤害之一。

（二）烧烫伤的表现

皮肤红斑、水肿、水疱、有疼痛感和烧灼感,皮肤干燥如皮革样或呈蜡白,痛感消失,水分丢失,发热,严重者可危及生命。

（三）烧烫伤的危害

（1）身体发生烧烫伤后,局部的神经血管及其他组织会受到不同程度的损伤,出现红肿、疼痛及体液渗出等症状。如烧烫伤严重,渗出液流失过多,再加上剧烈疼痛,伤员很快会发生休克,危及生命。

（2）如是火灾现场,因为烟雾含有大量化学物质,吸入后能引起肺局部腐蚀和全身中毒,往往会发生吸入性肺损伤,重者可丧失生命。

（四）烧烫伤的紧急处理方法

（1）冲:迅速脱离热源,尽快用自来水冲淋、浸泡烧烫伤处30分钟左右,以降低温度,缓解疼痛。

（2）脱:在充分冲淋或浸泡后,小心脱下孩子身上的衣物,如果衣物和皮肤粘连,则要沿着伤口周围将衣物剪开。

（3）泡:如果孩子疼痛明显,可持续用冷水浸泡15～30分钟,能有效缓解疼痛。

（4）盖：用干净纱布或者洁净的毛巾覆盖创面，以减少外源污染，水疱不要挑破，不宜包扎，以防粘连。

（5）送：尽快送医院或拨打120急救电话，请专业医生处理。

知识链接

负压封闭引流技术，又名负压封闭疗法（vacuum-assisted closure，VAC），自20世纪50年代提出以后，被认为是一种促进创面愈合的里程碑式的新方法。负压封闭引流通过其对软组织的机械性和生物学效应，可以刺激血管增生、改善血液循环，促进细胞和肉芽组织生长，加速组织与创面愈合的过程，因其疗效显著，越来越受到学者的重视，目前在四肢创伤、软组织缺损、急慢性骨髓炎、骨筋膜室综合征、断肢再植等治疗方面发挥着重要作用。负压封闭引流技术使用安全、简单，能降低患者感染率，减轻患者疼痛，不仅有利于创面愈合，且大大提高了患者的植皮存活率。

（五）烧烫伤急救的注意事项

（1）用凉水冲洗是最简单有效的办法。尽快用自来水冲洗、浸泡伤处30分钟左右，以降低温度，缓解疼痛。

提醒：水并不是越冷越好，一般不建议水温低于4℃，不建议用冰水冲洗。

（2）湿热的衣物应在冷水中解脱下来，动作一定要轻柔，避免衣服摩擦到伤口而加重损伤，如果衣物和皮肤有粘连，需沿着伤口周围将衣物剪开。

（3）如有水疱，请不要把水疱刺破，不应在烧烫伤部位涂抹牙膏、酱油、醋、碱面、草木灰等，以免发生感染，也不要在烧烫伤处涂抹任何药膏，以免影响医生的判断。

（4）烧烫伤紧急处理后，用干净纱布或者洁净的毛巾覆盖创面，然后尽快去医院，如果没有起水疱，就诊途中可用布类包裹冰袋冷敷烫伤处，以缓解疼痛。

（5）烧伤时若伴有呼吸道受损，如烟雾与热气流灼伤呼吸道，应让伤者静卧，头稍后仰，保持周围空气流通，若有呼吸停止时，应尽快行心肺复苏术。

十九、宝宝嘴唇摔破了怎么办

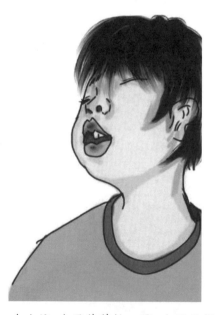

某天，小明趴在窗台上看见邻居大哥哥骑着自行车在小区花园内"奔驰"着，心里羡慕极了。傍晚时分，他终于等到爸爸回家，就恳求道："爸爸，我想下楼学骑自行车。"爸爸微笑地答应了。小明从学溜车到学踩车，爸爸看他技术熟练后逐渐将手慢慢离开车尾。不巧的是，路面正好有个小坑，车子的前轮一震，小明没握紧车把手，一下子摔倒在地，爸爸马上扶起小明，发现小明的上嘴唇裂开了一道大约1厘米深的口子，鲜血直流。这时的爸爸应该如何做呢？

（一）什么是口唇部外伤

口唇部外伤，是指因各种原因导致口唇部皮肤或黏膜破裂的一种疾病。

（二）口唇部外伤的常见表现

伤者会出现局部疼痛、嘴唇肿胀、出血不止等表现，影响张口、进食、说话等。

（三）嘴唇摔破的紧急处理

（1）判断：患者伤口的大小、出血量、污染情况。

（2）止血：用干净的棉球或毛巾压迫止血。

（3）冲洗：用温热盐水冲洗伤口。

（4）观察：再次评估嘴唇肿胀度及伤口的大小、出血的情况。

（5）救助：如裂口深达 1 厘米或出血不止，立即拨打 120 急救电话。

（6）处理：用毛巾冷敷伤处以止痛、止血，或用聚维酮碘（碘伏）消毒。

（7）安抚：陪伴患者，解除其焦虑情绪。

 知识链接

破伤风疫苗怎么打？

破伤风是由破伤风梭状芽孢杆菌通过伤口皮肤或黏膜侵入人体，在厌氧环境中繁殖并产生外毒素，引起肌痉挛的一种特异性感染性疾病。患者往往先出现全身肌肉疼痛性痉挛，随着病情发展，逐渐出现张口困难、苦笑面容和牙关紧闭，进一步加重后出现颈项僵硬、角弓反张、板状腹等。即使经过积极的综合治疗,在全球范围内破伤风的病死率仍达30%～50%,是一种极为严重的潜在致命性疾病。通常来说,浅而宽、相对洁净的伤口一般不容易感染破伤风,比如干净的菜刀割伤、擦伤等,一般彻底清创就可以了。深而窄、且被污染的伤口,比如生锈的铁钉、较大的木刺扎伤,则容易形成局部相对缺氧的环境,非常适合破伤风杆菌生长繁殖,感染破伤风的风险更大。因此,我国制订了《外伤后破伤风疫苗和被动免疫制剂使用指南(2019年版)》,给出了明确的接种建议。

破伤风疫苗和被动免疫制剂的使用

既往免疫史	最后1剂注射至今时间	伤口性质	TTCV	HTIG F(ab')$_2$/TAT
全程免疫	<5年	所有类型伤口	无须	无须
全程免疫	≥5且<10年	清洁伤口	无须	无须
全程免疫	≥5且<10年	不洁或污染伤口	加强1例	无须
全程免疫	≥10年	所有类型伤口	加强1例	无须
非全程免疫或免疫史不详	—	清洁伤口	全程免疫	无须
非全程免疫或免疫史不详	—	不洁或污染伤口	全程免疫	需要

以下3种情况,在进行清创处理后,需要注射破伤风类毒素疫苗(tetanus toxoid-containing vaccine,TTCV):

(1)全程免疫,最后一剂加强至今5～10年 + 不洁或污染伤口。

（2）全程免疫，最后一剂加强至今超过 10 年 + 所有类型伤口。

（3）非全程免疫或免疫史不详 + 清洁伤口。

而非全程免疫或者免疫史不详 + 不洁或污染伤口，除了注射破伤风类毒素疫苗，还要注射破伤风被动免疫制剂，即破伤风抗毒素或破伤风免疫球蛋白。

（四）口唇部外伤急救的注意事项

（1）如果口唇部摔破的伤口是表面皮肤挫伤，且撞击物清洁，口唇部的小伤口一般可自愈，只要对宝宝伤口进行日常清洁和消毒即可。

（2）如果口唇部摔破的伤口深度较深，局部肿胀严重、流血不止，应立即送往医院诊治，并注射破伤风免疫球蛋白。

（3）当用冷毛巾止血时，应注意尽量减少口唇部的过多活动，避免伤口撕裂。

（4）如口唇部已止血但仍肿胀，应注意保持清淡饮食，避免吃过热、过咸、辛辣刺激性食物，以免加剧伤口疼痛。

（5）在救助过程中，可通过讲故事、听音乐来分散患儿对伤口疼痛的注意力。

（6）请专业医护人员治疗护理，解除患儿家长对患儿面貌破损的焦虑。

二十、幼儿高热惊厥应该如何处理

幼儿惊厥是临床中常见的疾病,且发病率较高,部分易反复发作,对幼儿的危害较大。对于家有幼儿惊厥的爸妈,应掌握科学合理的急救方法以及预防发作的措施。高热惊厥的高发人群为 6 月龄到 3 岁的幼儿。高热惊厥发病机制尚不明确,幼儿年龄、感染以及遗传等是重要的影响因素。幼儿体温≥39℃即可引发高热惊厥,6岁后,随着大脑发育的逐渐完善,惊厥发病率降低。幼儿高热惊厥发作的时间比较短。惊厥一般发生在患病初期、体温升高期。

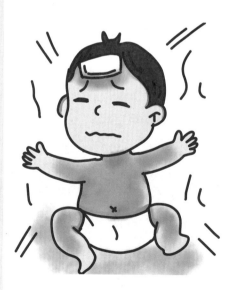

（一）什么是高热惊厥

高热惊厥是指幼儿在呼吸道感染或其他感染性疾病早期,体温升高≥39℃时发生的惊厥,但需排除颅内感染及其他导致惊厥的器质性或代谢性疾病。

（二）高热惊厥的临床表现

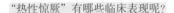

"热性惊厥"有哪些临床表现呢?

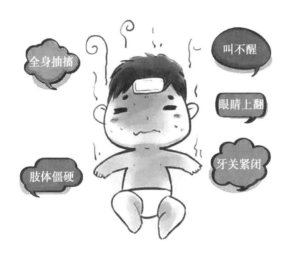

全身抽搐

叫不醒

眼睛上翻

牙关紧闭

肢体僵硬

（三）高热惊厥的紧急处理

（1）冷静:遇到幼儿发生高热惊厥,家长务必保持冷静,切记慌张。

（2）体位:将幼儿平卧于床,松开衣领,头偏向一侧有利于呕吐物排出以防窒息。

（3）安全防护:对于牙关未紧闭的幼儿,可将软毛巾折叠横放入口唇部以防咬伤。

（4）救助：拨打120急救电话准确叙述地点、患儿年龄及现况。

（5）降温：待不抽搐时及时给予冷毛巾冰敷，冬天避免穿过多的衣物或给予盖棉被等过度保暖的措施。

（6）陪伴：即刻前往医院就诊，途中可讲故事分散幼儿的注意力。

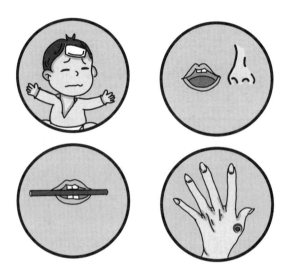

🔗 **知识链接**

当体温超过 39℃ 时，患儿会出现烦躁不安、胡言乱语、幻觉甚至手足抽搐等现象，重者表现为全身强直，眼球突然上翻，牙关紧闭，神志不清。高热惊厥的复发率很高，可达 15%～70%。

初次发作的年龄越小，复发的可能性越大，且女孩较男孩更易复发。随着发病时间的推移，复发会逐渐减少，初次发作后两年半内应特别注意预防复发。反复发作的高热惊厥可造成患儿脑部的损害和智力减退,发作次数越多,脑损害越大。如果高热惊厥控制不好还容易转变为癫痫,所以一定要积极预防和治疗高热惊厥。

高热惊厥的治疗方法有药物治疗、病因治疗等。

(四) 高热惊厥处理时的注意事项

(1) 当幼儿发生高热惊厥时,家长一定要保持冷静。

(2) 幼儿在床上平躺休息时,不要摇晃和搬动孩子。

(3) 幼儿发热时需解开衣服,加强散热,冬天尤其需避免穿过多的衣物或给予盖棉被等过度保暖的措施。

(4) 由于高热惊厥较少引起舌咬伤,所以对于牙关紧闭者,不能强行撬开牙齿,不要把任何东西放进口内,以免引起窒息。

(5) 不要掐人中穴,不强行按压抽搐强直的肢体,以免导致二次伤害,如感染、骨折和关节损伤。

(6) 在条件许可的情况下用手机拍下抽搐的视频,有利于医生的准确诊断。

(7) 等孩子停止抽搐、呼吸顺畅、苏醒后,尽快行退热处理。可给幼儿进行物理降温,比如温湿毛巾擦拭身体、头下枕水枕;也可以采取药物降温的方式,使用退热类药物和饮水。待处理后再前往医院诊治。如发作时间较长,应立即拨打 120 急救电话送医院救治。

下篇

灾害救治篇

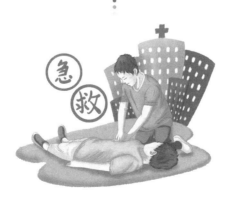

一、野外活动时遭遇极寒天气怎么办

很多人喜欢参加野外极限活动，可你知道什么是野外极限活动吗？对于这些活动，我们又需要做好哪些准备呢？

2021 年 5 月 22 日，甘肃白银市景泰县举办马拉松比赛。由于途中遭遇极端天气，局部出现冰雹、冻雨、大风，因未做好防护保暖措施，结果造成 21 名参赛人员不幸遇难。进入山区后一定要关注环境气候的变化，人们常说"山区的气温，小孩的脸，说变就变"。当狂风暴雨或夜间气温骤降，往往会使野外活动的人感到寒冷，如果防寒措施准备不足，长时间暴露在这种环境下，就会出现"失温"现象。失温是严重的急性伤害事件，如不及时处理，会危及生命。我们应如何抵御这"户外杀手"呢？

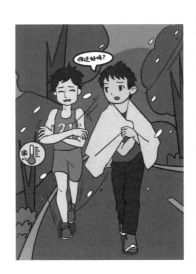

（一）什么是失温

失温是指人体的体温在逐渐地下降,一般指人体热量流失大于热量补给,从而造成人体核心区——大脑、心、肺等温度降低,并产生一系列寒战、迷茫、心肺功能衰竭等症状,甚至最终造成死亡的病症。

（二）造成失温的原因

失温与否取决于两个因素:身体产热、保暖的能力与散热的速度。衣物湿寒、体表风冷、饥饿、疲劳、年老体弱等均可引起失温。人们在享受野外活动带来的刺激与乐趣的同时,应做好预防,警惕意外发生。

🔗 知识链接

冻死和失温的区别

（1）失温是一种身体温度快速降低,使身体不适应而导致死亡的疾病。

（2）冻死是因为天气很冷,没有办法取暖而慢慢死亡的一个过程。

（3）冻死的时间非常慢,失温导致死亡的时间则非常快,这是它们最重要的区别。

（4）冻死基本上发生在大雪天气,失温是任何季节都可能发生,特别是面对冰雹、冰雨这种极端恶劣天气时。

（三）失温分级及表现

（1）一级（轻度失温）:核心温度在37～35℃。

表现:感觉冷,身体会不由自主地发抖,不能做复杂的动作,排尿增多。

(2)二级(中度失温):核心温度在35~33℃。

表现:感觉迷茫,身体会剧烈地抖动,动作缓慢,手不听使唤,说话模糊。

(3)三级(重度失温):核心温度在33~30℃。

表现:说话费力,身体剧烈抖动,思维混沌,昏迷,慢慢蜷缩成一团,肌肉逐渐僵硬。

(4)四级(失温冻伤):核心温度低于30℃。

表现:肌肉僵硬,呼吸、心跳停止。

(四) 失温者紧急处理

1. 评估

自我判断是否出现低体温症的症状。

2. 呼救

拨打120急救电话或救援队,告知人物、地点、现场状况。

3. 自救

(1)尽量找到能躲避风雨的场所,如山洞、岩石下等。

(2)保持身体干燥,躯干贴身裹防寒保温毯,加外衣,可降低热散失。

(3)如有食物,一级失温者应尽快吃点温热含糖的食物,如热巧克力。但二级以上失温者严禁喝热水、咖啡、含酒精饮品,以防毛细血管扩张、导致热量散发增加,不利于"保暖"。

(4)尽可能坐在火堆旁或平卧在睡袋里。

(5)核心区域外部加温,放置热敷袋于颈部、腋下和腹股沟等。

4. 互救

(1)如失温者有意识,尽可能一起移至避风雨场所。

（2）如失温者无意识，应密切监测心跳、意识，并做好复温措施。在转移时，救助人要迅速使用睡垫、睡袋等将失温者与地面隔绝，动作宜轻柔、平稳，这样可防止核心体温继续流失。等待救援时，观察颈动脉有无搏动。如有颈动脉搏动，可施行人工呼吸；如无颈动脉搏动，应立即行心肺复苏。

（五）失温急救的注意事项

（1）脱下湿衣服、帽子、手套、鞋子和袜子，越快越好。

（2）不要给失温者搓手、搓胳膊，也就是说不要试图对四肢复温，这样会使身体核心体温下降，引起心律失常而导致心搏骤停。

（3）在给失温者进行心肺复苏之前，一定要仔细判断昏迷者的心跳、呼吸是否真的已经停止！因为失温者的呼吸、心跳会变得非常缓慢，类似一种"假死"状态。

（4）在互救时，与伤者保持沟通，维持伤者意识清晰。

（5）复温袋置于身体中心部位，如两侧腹股沟内侧、腋下、颈动脉等。

（六）失温的预防

（1）在参加野外活动前，查看当地近期天气预报，尤其要关注风雪雨天，并熟悉场地情况。

（2）准备合适的衣物，注意选择速干、排汗的内衣，穿防雨防雪的外套。备好保暖用的帽子、手套、围巾、厚袜子、防风面罩等物品。当大运动量活动后可保持身体的干燥，避免由于皮肤表面汗液蒸发带走过多热量产生失温。

（3）随身携带足够的含糖高热量食物和热饮，如糖、巧克力、坚果、各类糕点和肉制品。在出行途中随时补给，避免体能透支，防止虚脱。

（4）自学与野外活动相关的急救知识,准备一个应急包,装上急救毯、消毒包扎物品、手电筒、打火石、密封袋、急救手册等。当遭遇突发状况时,就可从容自若地进行自救和互救。

（5）在出行途中,每到一个休息点应根据当地的天气及时增减衣物,避免着凉和失温。

（6）在野外运动期间如感到疲惫,应理智面对,根据自己的身体状况,及时停止活动,前往附近的安全区域。

（7）在野外行走中,常抬头观望天空云系的变化,如云朵突然变黑,应马上改变行程去往附近避难所,避免遇到极端天气伤害身体。

（8）赛事承办方要提前做好不良天气的应急预案,对赛事期间的天气及气温进行预估,做好相应准备。

二、遭遇火灾，如何救护

　　2010年11月15日，上海市静安区胶州路一幢正在维修改造中的住宅楼发生特大火灾，该事故导致58人遇难，70余人受伤，事故让人刻骨铭心。当时许多民众从大火中逃离出来后，出现干咳不止、头晕目眩、胸闷心悸、疼痛难忍等表现。

　　火灾救护，必须争取急救"黄金时间"，以尽量减少人员伤亡。那么，火灾急救时我们可以做些什么呢？

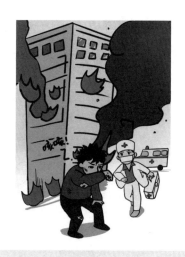

（一）什么是火灾

火灾是一种不受时间、空间限制，发生频率较高的灾害。我国每年约有 3 000 多人死于火灾。而 89.4% 的火灾系人为因素所致，以用火不慎引起火灾为常见。

（二）火灾事故的表现

毒气、烟气可导致受伤人员出现头痛、眩晕、呕吐、睁不开眼、呼吸急促、浑身无力、晕厥，甚至死亡。

（三）火灾现场如何进行逃生

（1）头脑冷静，切勿惊慌：自我暗示，生命无价，不贪财物，拨打火警电话 119（准确说出地址和事件、自己的联系方式、火势火源）。

（2）明辨方向，暗记出口：在避难时，千万不要打开门窗，否则大量浓烟涌入室内，能见度低，高温充斥，将无法藏身。应从高处向低处逃生，如不得已可就近逃到楼顶，要站在楼顶的上风方向，并进行呼救；忌乘坐电梯。

（3）冲出火带，扑灭身上的明火：披湿衣被，毛巾捂鼻，弯腰低身，匍匐前进。如若火已及身，切勿惊慌，可采取脱衣-打滚-泼水的方式扑灭自己身上的明火。

（4）善用通道，自救逃生：利用身边的布匹、床单、被罩、窗帘等制成滑绳缓降。

（5）忌轻易跳楼：如果火灾避难期间，在根本无法避难的情况下，也不要轻易做出跳楼的决定，此时可扒住阳台和窗台翻出窗外，以求绝处逢生。

（四）火灾现场的紧急处置

（1）正确扑灭小火和初期火灾，使用手提式干粉灭火器灭火。

（2）衣服着火时，可就地翻滚灭火，也可用水或毯子、被褥等物覆盖灭火。伤处的衣、裤、袜应剪开后轻柔脱去，不可硬行撕拉，伤处用消毒纱布或干净棉布覆盖，并立即将伤者送往医院救治。

（3）对于烧伤面积较大的伤员要注意窒息的情况，尤其是呼吸、心跳的变化，必要时进行心肺复苏。

（4）烧伤严重的伤员在抢救的同时，应及时拨打 120 急救电话，送专科医院进一步救治。

知识链接

初期火灾最佳扑灭时间一般为 5 分钟内。初期火灾一般指发生火灾初期 15 分钟之内的火灾。火灾的初期阶段的特征是起初烟雾大，可燃物质燃烧面积小，火焰不高，辐射热不强，火势发展比较缓慢，这个阶段是灭火的最好时机。

（五）火灾院前急救的注意事项

（1）如果伤员意识模糊，要随时做好心肺复苏的准备。

（2）如口鼻及咽喉有烧灼伤，会迅速导致呼吸困难，应立即就医。

（3）如果伤员呼吸不畅，应在现场通风处解开衣领，使其平卧、头稍后仰，有条件时可给予氧气吸入。

（4）对较大面积烧伤且有强烈口渴感的伤员不要随意给予白开水或饮料，可导致水中毒或急性胃扩张。

（5）伤员被烧伤后表示无痛感，未必病情不严重，很可能已经损伤到深层组织。

（6）重度烧伤伤员应尽早去除伤处衣物、暴露伤口，勿擅自用药、勿冰敷、勿用黏性敷料、勿刺破水疱、勿强行去除与伤口黏合的衣物。

三、人群"拥挤"防踩踏，自救施救你我他

2014 年 12 月 31 日晚 11 时 35 分许，上海外滩陈毅广场举行跨年夜迎新活动，由于人行通道阶梯处有人失衡跌倒而引发了严重的拥挤踩踏事件，造成 36 人死亡，49 人受伤。这一触目惊心的事件并非个案，新闻搜索 2001 年 1 月至 2010 年 12 月国内外发生的 75 起拥挤踩踏事件，每次事件均造成大量人员伤亡。当身处事发现场，我们该如何自救和施救他人呢？

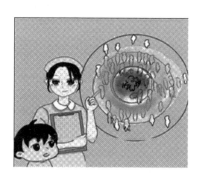

（一）什么是挤压伤

挤压伤指身体的四肢或其他部位受到压迫,造成受累身体解剖结构的破坏而导致的损伤。

（二）挤压伤的表现

容易受伤的部位有脑部、面部、胸腹部和四肢,造成多发性创伤,以肢体肿胀、肌红蛋白尿、高血钾为特点的急性肾功能衰竭,甚至导致死亡。

> ⊘ 知识链接
>
> 挤压伤常常伤及内脏,造成胃出血、肺及肝脾破裂等。更严重的挤压伤是体积较大和重量较重的物体挤压人体,使人体组织器官发生广泛性损伤,如土方、石块的压埋伤。

（三）深陷人群的自救方法

（1）遇事冷静,不慌乱,躲到角落,双脚叉开稳住身体,拉住栏杆扶手、电线杆,远离玻璃门窗,等到人群离开。

（2）采取有效自护动作:左手握拳,右手握住左手手腕,双肘撑开平放胸前,形成一定空间,放低身姿顺着人流方向前行。

（3）若有儿童,家长应将其高举过肩。

（4）若不慎摔倒,双手交叉抱于颈后,双肘尽量靠向双膝,蜷缩成球形,面向墙壁侧躺。

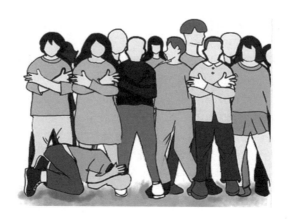

（四）目击者的施救方法

（1）立即停止脚步，大声呼喊"后退"，制止后续人员向前，维持现场秩序。

（2）拨打110、120等急救电话。

（3）解除挤压，不随意移动伤员。

（4）对于呼之不应、呼吸心跳停止者，可使其就地平卧，解松衣领，立即对其实施心肺复苏，并尽快转送至医疗机构。

（5）听从现场指挥，有序撤离。

（五）挤压伤急救的注意事项

（1）当被人群挤压时，可实施"人体麦克风"自救法：大声呼喊后退，并采取有效自护动作——双臂置于胸前，放低身姿顺着人流方向前行。如被人群撞倒，可双手交叉抱于颈后，双肘尽量靠向双膝，蜷缩起来保护头部及胸腹部。

（2）等人群散去，应逐一判断伤员的生命体征，如意识、瞳孔、四肢活动度及全身有无明显的出血处等。对于意识不清者可给予

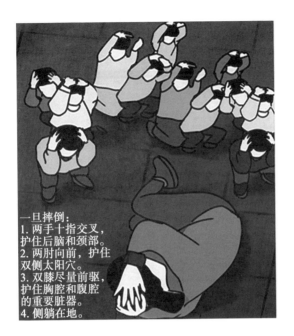

一旦摔倒:
1. 两手十指交叉,护住后脑和颈部。
2. 两肘向前,护住双侧太阳穴。
3. 双膝尽量前驱,护住胸腔和腹腔的重要脏器。
4. 侧躺在地。

平卧,头偏一侧,松开衣领。当伤员呼吸、心跳停止时,应立即做心肺复苏急救。

（3）在踩踏事故现场,人群拥挤,不利于评估伤势和现场急救。因此要把压在上面的伤员移开,可慢慢地平移,以防伤员受到二次伤害,然后可就地在现场进行急救。

（4）对于可行动的伤员,在初步检查全身情况,并针对性地进行止血、包扎、固定后尽快送医院处理。

四、被困狭窄空间，怎么办

  2008 年 4 月 28 日凌晨 4 点 41 分，北京开往青岛的 T195 次列车运行到胶济铁路周村至王村之间时发生脱轨，与上行的烟台至徐州 5034 次列车相撞导致车厢变形，熟睡中的乘客瞬间被挤压在一个小小的空间里，使得大家无法动弹，事故最后造成 72 人死亡，400 余人受伤。

  在生活中有着数不清的狭窄空间，例如铁路隧道、城市的各种地下管道、矿山，等等。这些狭窄的空间或许在某个时候会变成一个又一个"安静的杀手"。

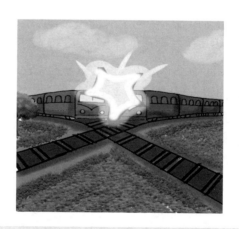

（一）什么是狭窄空间

美国国家标准学会（American National Standards Institute，ANSI）对于狭窄空间的定义是：一个封闭的、其形体大小和构造足够使人员身体进入其间，并具有以下特征的场所：主要用途并非供人员使用，进入及离开受限，存在潜在或已知的危害。

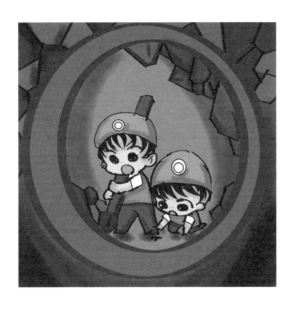

（二）狭窄空间的危险

（1）空气中伴有有害气体和含氧浓度低，易导致缺氧。

（2）局部环境恶劣，如存在高温或低温、潮湿或干燥等极端情况，可导致人员出现体温异常、脱水等。

（3）潜在危险的环境，可导致人员发生骨折、头面部伤、皮肤外伤、穿透伤等。

（4）空间狭窄且黑暗，可导致人员出现高度紧张和恐惧感，精神压力巨大。

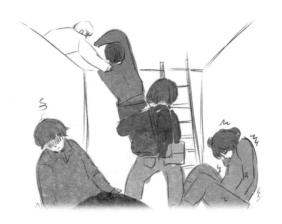

(三) 狭窄空间的现场急救

（1）判断：判断患者的意识情况及周围环境。评估周围环境的安全性，双手轻拍伤者的肩膀，大声喊："喂！你怎么啦？能听见我说话吗？"仔细观察伤者有无回应和肢体有无动作出现来判断其意识是否清醒。

（2）报警：第一时间通知专业人员共同实施救援。

（3）观察：观察伤者的呼吸、心跳、瞳孔与体温的变化情况。观察伤者胸廓、腹部是否有起伏。有起伏，表示呼吸存在。若无起伏，则要将耳朵贴近伤者口鼻，听是否有呼吸音，也可以用手指放在口鼻处，感觉有无呼吸，检查要在 5～10 秒内完成。检查动脉搏动时，用示指和中指轻轻放在伤者喉结旁两指处颈动脉的位置，稍稍用力按压，检查有无搏动。检查应在 5～10 秒内完成。若发现无反应、无呼吸需要立即进行人工呼吸。无脉搏，即刻进行心肺复苏。

（4）保护：利用周围物品有效地保护伤者的颈椎，固定骨折处,皮肤如有外伤,可给予洁净棉布压迫止血。

(5)支持:保持语言交流,给予伤者精神支持,一起等待救援人员的到来,告知准确的位置。

🔗 知识链接

狭窄空间医疗救护的发展

(1)灵活运用各种急救手段满足狭窄空间的救护要求。

(2)主要通过询问来判断并向工程救援队员说明救援或搬运时的注意事项,为营救方案提出医疗建议。

(3)要求医疗队员不间断地陪伴在幸存者身旁,进行心理危机干预,对受空间、体位限制较小的生命体征进行监测,并开展一定的现场救护。

(4)尽早口服抗生素进行抗感染治疗。

(四)狭窄空间急救的注意事项

(1)注意观察周围环境,遵守和听从救援人员的指挥,时刻与指挥员保持联系。自由行动只会给救援工作带来阻碍,还会对他人造成伤害。

(2)在搜寻时,可用呼叫或敲击身边物品的方式来定位受困者。

(3)可以通过语言与受困者进行沟通,给予受困者精神激励,这是对他们最大的支持。

(4)在救援伤者时动作一定要轻缓,避免给伤者造成二次伤害。

(5)救援者务必确认自身携带的安全装备和着装是否符合要求,要时刻铭记其关乎自身的生命安全。

（6）在搜救时，不要拖拽废墟中的凸出物体，不能吸烟或点燃火柴（打火机）和触摸任何线缆。

（7）当长时间被困的伤者被搜救出来时，要用布或衣服遮挡其眼睛，避免强光刺激。不要立刻活动伤者的肢体，身体内体液分泌加快反而会导致伤者的死亡。

五、粉尘也会爆炸

　　1942年，我国辽宁本溪煤矿曾发生过世界上最大的煤尘爆炸事故，导致1549人死亡，246人重伤。2015年，我国台湾省新北市八仙水上游乐园发生粉尘爆炸，导致516人受伤，12人死亡。

　　虽然时代在前进，工农业生产方式也今非昔比，但粉尘爆炸事件却不会因时间的流逝而消失。

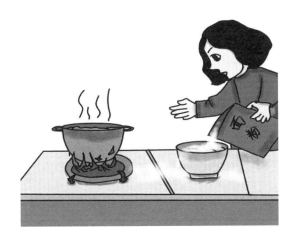

（一）什么是粉尘爆炸

粉尘爆炸是指可燃粉尘在受限空间内与空气混合形成粉尘云，在点火源作用下，形成的粉尘与空气混合物快速燃烧，并引起温度压力急骤升高的化学反应。粉尘爆炸多发生在加工铝材、各种塑料、有机合成药品的工厂，以及生产小麦粉、糖、木材、染料、奶粉、茶叶、烟草、煤等的加工场所。

（二）粉尘爆炸的危害

粉尘爆炸时会产生冲击波、热力、毒性物质，它们可同时或相继作用于机体而造成复合伤。

（1）爆震伤（冲击伤）：粉尘爆炸会产生比大气压高若干倍的冲击波而冲向人体，导致人体的面部、颅脑、胸部、腹部受损。

（2）爆烧伤（烧伤）：粉尘爆炸会产生高温气体和火焰，直接导致全身皮肤不同程度的烧伤。

（3）爆碎伤：粉尘爆炸时爆炸点直接作用于人体，造成人体内脏破裂出血、肢体骨折或破裂。

（4）有毒、有害气体中毒：粉尘爆炸能产生有毒害的刺激性气体，导致人体缺氧，发生呼吸困难甚至休克。

（5）心理创伤：粉尘爆炸所引起的伤亡，会给当事人带来很大的心理阴影。

（三）粉尘爆炸的现场急救

（1）立即拨打 120、119、110 急救电话，简明扼要说明发生事故的地址、受伤人员等状况。

（2）简要查看爆炸点周围的情况、受害人员的受伤程度、粉尘的性质等。

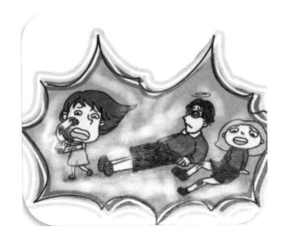

（3）控爆：快速切断事故源，摆放明显标志，并指挥外来人员或车辆不要靠近现场。

（4）救援：可用毛巾将口鼻捂住，救助伤员远离爆炸点。

（5）处理：检查伤员的全身，清洁口鼻，给予烫伤处降温，保护创面；疑似骨折处给予固定；出血部位给予包扎止血等。

（6）安抚：在等待 120 急救人员到来前，可主动与伤员进行沟通，稳定伤员情绪，解除其焦虑。如有伤员发生呼吸、心跳停止应立即给予心肺复苏。

> 📖 **知识链接**
>
> ### 粉尘爆炸影响严重程度分析
>
> （1）粉尘爆炸有产生二次爆炸的可能性。由于粉尘的初始爆炸气浪会将沉积粉尘扬起，在新的空间达到爆炸浓度后可产生二次爆炸。这种连续爆炸会造成极大的破坏。严重时可危及周边建筑和群众，造成重大伤亡。

（2）粉尘爆炸会产生有毒气体，产生的有毒气体是一氧化碳和爆炸物（如塑料）自身分解的毒性气体。产生的毒气往往造成爆炸过后众多人畜的中毒伤亡。

（四）粉尘爆炸急救的注意事项

（1）突发爆炸事故，应立即拨打 120、119、110 急救电话，清晰告知现场情况。

（2）快速切断事故源，控火、防爆是关键。保护伤员避免受到二次伤害。

（3）进入爆炸点抢救伤员时，救援人员务必做好自身防护，嘱可行动者弯腰、捂住口鼻逃出爆炸点；行动障碍者可将其平移至远离爆炸点的安全处。

（4）救援伤员应按照"先救重伤、后救轻伤"的原则进行救助。

（5）被烧伤的部位会迅速膨胀，可去除身上佩戴的首饰，用湿凉的绷带或布覆盖在受伤处以便降温，并尽量抬高上肢至心脏水平以上，同时用纱布或干净的布保护创面。

（6）若有大出血，可用毛巾或手帕加压用力压迫在伤口处。四肢止血选用止血带，不能用铁丝捆绑以免导致肢体坏死。

（7）若有肢体形态改变，应立即给予固定。

（8）若是表浅的伤口少量出血，应先找清水把伤口周边的泥土、沙石冲掉，并在 6 小时内赶到医院做彻底的清创处理。若是危及生命的大型伤口则不宜清洗，应尽快送往医院，清洗会导致血流加速。颅腔、胸腔和腹腔等的伤口冲洗会导致感染扩散。

（9）评估伤员的呼吸、心跳、意识情况。如有异常应立即进行心肺复苏。

（10）当伤员由于疼痛大喊大叫时，可主动与其沟通，分散伤者的注意力，缓解其焦虑情绪，并嘱其保持放松状态。

六、陷入"天坑",冷静处理可救命

　　地面塌陷时有发生,通常在雨季比较多见。据统计,全球每年不同地区都会发生地面塌陷事件,造成人员伤亡和经济损失。

　　在 2019 年 12 月周末的一个早晨,广州在连续多日阴雨天后迎来了久违的晴天,上班族们刚好可以趁着好天气出去游玩。突然在地铁十一号线沙河站施工区域出现地面塌陷,塌陷深度最深达 38 米,途经该地区的一辆清污车和一辆电动车掉落其中,车上 3 人也不幸随车掉入大坑内被困。路面的塌陷破坏了原本美好的出行。当深陷突如其来的"天坑"时,我们该如何应对呢?

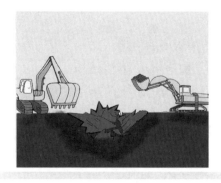

(一) 什么是塌陷

塌陷,也称为蛰陷,是指地表岩石、土体在自然或人为因素的作用下向下陷落,并在地面形成塌陷坑(洞)的一种动力地质现象。

(二) 地面塌陷的原因及造成的危害

造成地面塌陷的原因有自然因素、人为因素或自然因素与人为因素二者相结合3种。

自然因素包括构造下沉、地震、火山活动、气候变化、地应力变化及土体自然固结。

人为因素主要包括开发利用地下流体资源(地下水、石油、天然气)、开采固体矿产、岩溶塌陷、软土地区与工程建设有关的固结沉降。

> ### 📖 知识链接
>
> 地面塌陷主要分为3种:采空塌陷、岩溶塌陷及黄土湿陷。地面塌陷可导致农田、林地、公路、桥梁损毁,或直接导致其上的建筑物损毁,影响人民的正常生活及生命安全,造成巨大的经济损失。

(三) 地面塌陷的自救方法

(1)蜷曲:双手抱头,身体蜷曲,脸藏于膝中,为自己保留最大限度的呼吸空间。

(2)挣脱:设法将缠绕在手脚上的物品丢弃,尽可能将手脚挣脱出来。

(3)等待:保持镇定,减少活动,珍惜"饮用水",保存体力,耐心等待救援。

（4）保护：用口罩、毛巾或衣服捂住口鼻，防止泥沙或其他碎屑进入。身体如有出血处，可以采取压迫止血、加压包扎的方法予以止血。

（5）评估：清理压在身体上的泥沙、石块及其他物体，设法固定住可能倒塌、坠落的重物，手边如有砖木就用来支撑可能塌落处，以免再次被压，造成二次伤害。若体力许可，可沿着光亮、风口处寻找出路。

（6）呼救：利用身边物体敲响管道、石头、墙壁等，但不要太用力，防止进一步塌陷。有信号时立即拨打 120 或 119 电话求救。

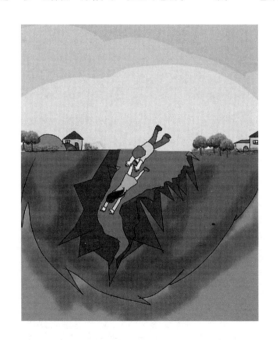

（四）地面塌陷自救的注意事项

（1）当地面塌陷被困时，最重要的是冷静、冷静、冷静！

（2）如果身体被土层埋住，首先设法将手、脚挣脱出来，尽量清除头部和躯干上的各种物体。如身体不能动弹，尽可能保存体力，寻找湿土吸吮或收集自身尿液，间断补充水分，等待救援。

（3）当陷入密闭环境中，可利用手边的尖锐物品挖出一个气孔，保持空气流通，以防缺氧。

（4）当周围环境稳定时，尝试使用通信工具按"紧急呼叫"求助。如听到有路人经过，一定要大声呼救。

参 考 文 献

［1］金静芬,刘颖青.急诊专科护理[M].北京:人民卫生出版社,2018.

［2］席淑华.实用急诊护理[M].2版.上海:上海科学技术出版社,2012.

［3］诸杜明.医师考核培训规范教程:重症医学科分册[M].上海:上海科学技术出版社,2018.

［4］周立,席淑华.危重症急救护理程序[M].北京:人民军医出版社,2011.

［5］国家卫生健康委员会急诊医学质控中心,中国医师协会急诊医师分会.中国急性缺血性脑卒中急诊诊治专家共识[J].中国急救医学.2018,38(4):281 - 287.

［6］张波,桂莉.急危重症护理学[M].4版.北京:人民卫生出版社,2017.

［7］中国红十字会总会.常见急症与避险逃生[M].北京:人民卫生出版社,2017.

［8］Pathan SA, Mitra B, Straney LD, et al. Delivering safe and effective analgesia for management of renal colic in the emergency department: a double-blind, multigroup, randomised controlled trial [J]. Lancet. 2016,387(10032):1999 - 2007.

［9］Qaseem A, Dallas P, Forciea MA, et al. Clinical Guidelines Committee of the American College of Physicians. Dietary and pharmacologic management to prevent recurrent nephrolithiasis in adults: a clinical practice guideline from the American College of Physicians. Ann Intern Med [J]. 2014,161(9):659 - 667.

［10］葛均波,徐永健,王辰.内科学.[M].9版.北京:人民卫生出版社,2018.

［11］范珍明,张心明.口腔颌面外科学[M].2版.北京:科学出版社,2014.

［12］李云鹏,石冰.口腔颌面部间隙感染诊疗专家共识[J].中华口腔医学杂志,2021,56(2):136 - 144.

［13］王炜.整形外科学[M].杭州:浙江科学技术出版社,2017.

［14］何海侠.职业性眼病——电光性眼炎 130 例临床治疗及预防体会［J］.
健康前沿,2016(9):89 - 89.

［15］郭会越,王桂芳,林赓.重组人表皮生长因子滴眼液治疗电光性眼炎的
疗效及对角膜内皮细胞的影响［J］.中国工业医学杂志,2020,33(5):
416 - 418.

［16］陈浪,王焕明,董伦.慢性硬膜下血肿治疗研究进展［J］.中国微侵袭神
经外科杂志,2019(01):46 - 48.

［17］岳茂兴.灾害事故现场急救［M］.北京:化学工业出版社,2021.

［18］王一镗,刘中民.灾难医学理论与实践［M］.北京:人民卫生出版
社,2013.

［19］武汉市红十字会.应急救护培训教程［M］.武汉:华中科技大学出版
社,2020.